更年期の壁

あなたの不調は口呼吸が原因かも⁉

「更年期の壁」とは？

誰にでも訪れる更年期。この更年期に起こる体の不調は、人生では避けられない

〝大きな壁〟です。

この〝壁〟は女性だけでなく、男性にも立ちはだかることがあります。

現代医学の常識では、更年期の体の問題は性ホルモンが関連して起こるとされていますが、標準的な治療を受けても、不調が改善しないことは珍しくありません。

この本では、今まで知られていなかった「**もう一つの『更年期障害の原因』**」に着目し、この目に見えない「**更年期の壁**」の乗り越え方、すり抜け方をご紹介していきます。

人生100年時代、皆様が「**更年期の壁**」に振り回されることなく、「より健康で、より幸せな人生」をお過ごしいただく手助けになればと考えています。

はじめに

更年期の問題は男性も女性も避けられない「大きな壁」

この本を手に取ってくださったあなたは、今、おいくつくらいでしょうか？〝更年期まっただ中のかた〟もいれば、〝更年期が過ぎたのに、まだ身体に不調が残っていて困っているかた〟もいるかもしれませんね。

日本では平均寿命が延び、人生１００年時代と言われるようになりました。多くのかたが、「いつまでも元気に長生きをしたい」と思っていると思いますが、誰でもが長い人生の中で、体力が落ちて身体の不調を感じ始める時期があります。これが、いわゆる「更年期」です。更年期は誰もが通る道であり、更年期に起こるさまざまな問題は、男女ともに人生の中で避けることができない大きな壁なのです。

この目に見えない「更年期の壁」に苦しんでいるかたは多く、日本では７００万人の女性が、そして男性でも６００万人が、〝治療が必要なほどの身体の不調である「更年期障害」に悩んでいる〟と言われています。更年期障害が重く出るかたの中には、仕事を辞めたり、離婚をしてしまったりする人もいます。更年期に起こる問題は、人生を左右することもあります。

一般に、「更年期になると、女性は女性ホルモンが、男性は男性ホルモンが減ることで、身体に不調が出てくる」と言われています。そして更年期障害の治療には、漢方薬や、ホルモン補充療法などが行われています。

ところが、治療をしてもなかなかよくならないかたも多く、その場合は「心因性：気持ちの問題」と告げられ、「心療内科へ通院するように」と言われることもあります。

それでも、なかなか症状が改善しない場合は、〝まだ不調があるのに治療をあきらめてしまう〟こともあるようです。

これだけ医学が進んでいるのに、なぜこんなに多くのかたが更年期障害に苦しんでいるのでしょうか？

歯科医院なのに更年期障害が改善しています

実は、私が開業している歯科医院では「ホルモン治療や漢方薬でよくならなかった更年期障害」が改善する患者さんがとても多いのです。もちろん皆さん、来院の目的は歯の治療です。しかし、私が患者さんたちにちょっとしたアドバイスをお伝えして、簡単なセルフケアをしていただくだけで、更年期障害が改善するかたが多かったのです。

私は、自分の歯科医院で更年期障害がよくなる患者さんが増えてくると、もしかしたら更年期障害の原因は「性ホルモン」や「メンタル」だけではなく、なにか他にもあるのではないかと考えるようになりました。そして「口呼吸」に注目したのです。

日本人の10人に8人は口呼吸をしている

実は、日本人の10人に8人は、自分では気がつかずに口呼吸をしていて、これが、さまざまな身体の不調の原因になっていることがあります。

口呼吸をすると

・身体にとり込める酸素が減る
・口やのどが乾くことで症状が出る
・慢性上咽頭炎に関連する症状が起こる

などの理由で、めまいや耳鳴り、ホットフラッシュ、イライラする、頭痛、肩こり、睡眠障害、夜間頻尿、身体のかゆみ、関節の痛み、ドライマウスなどの、更年期障害で起こる症状と、よく似た症状を起こすことが多いのです。

最近は、「口呼吸は身体によくない」ということ自体は知られてきています。

しかし、「なぜ、口呼吸がよくないのか」「口呼吸をすると、身体にどんなことが起こるのか」ということは、まだあまり知られていません。その理由についても、本書の中で、改善ケースを交えて明らかにしていきたいと思います。

簡単に確実に鼻呼吸にしてくれる「マウステーピング」

寝ている時には、誰もが身体の筋肉がゆるみ、無意識に口呼吸をしてしまうことが多いのですが、これを「簡単に確実に鼻呼吸」にしてくれるのが「口にテープを貼って寝るマウステーピング」です。今、私の歯科医院では1000人以上の患者さんが、口呼吸対策のためにマウステーピングを行っています。

マウステーピングをすると、口の中の症状がよくなるだけでなく、たくさんの身体の不調が改善するかたが多くいらっしゃいました。なかでも、特にこの本の中で紹介していく〝更年期障害〟が改善するかたが多かったのには、とても驚きました。

ここで、40代の看護師さんの例をご紹介しましょう

改善ケース1　睡眠障害、夜間頻尿、イライラ、身体の疲れが改善：40代・女性

このかたは3年以上も更年期障害で苦しみ、漢方薬を飲んでいたにもかかわらず、身体の不調が続いていました。このかたは、マウステーピングで、症状がほとんどなくなりました。

最初に改善効果が現れたのは、夜間頻尿です。以前は夜5回も起きていたため、朝起きても疲れが取れておらず、いつも寝不足でした。身体も休まらず、常にイライラしていて、ご主人とも口げんかをしがちでした。

それが、マウステーピングを始めて間もなく、夜のトイレの回数が減り、2週間も経つと朝まで一度も起きなくなったのです。しっかり眠れるようになったので、身体の疲れも感じなくなり、気持ちも楽になりました。

その変化に最初に気づいたのは、ご主人でした。彼は、彼女が機嫌よく家事をして

いる様子を見て、「最近、イライラしていないけど、どうしたの?」と、彼女に聞いてきたのだそうです。

彼女は看護師さんなので、医学的知識を持っていました。3年前からの自分の不調は全て「更年期障害」にあてはまっていたので、〝自分が更年期障害であること〟を疑っていませんでした。

その一方で、「更年期障害のための漢方薬を飲んでいても、全然効いている気がしなかった。それでも、薬を飲むのを止めると、もっと調子が悪くなるかもしれないと思い、怖くてやめられなかった」とおっしゃっていました。

マウステーピングを行い、更年期障害を全く感じなくなった彼女は、「先生、私の不調は、女性ホルモンが原因の更年期障害じゃなかったんですね。口呼吸が原因だったんですね」とおっしゃっています。

そして、「私は、マウステーピングのおかげで人生が変わりました。きっと、私と同じように口呼吸が原因で更年期の症状が起こり、困っている人は多いと思います。中島先生、もっと口呼吸のことを広めて、多くの人に知ってもらってください」とお願いされました。

更年期になると口呼吸をする人が増えてくる

更年期になると口呼吸をする人が増えてきます。これは更年期になると、ホルモンの影響で全身の筋肉が徐々に弱くなってくるからです。筋肉が弱くなると、それまで鼻で呼吸をしていた人も口呼吸をしがちになり、結果、身体にいろいろな不調が起こってくることがあります。

改善ケース2　アトピー性皮膚炎：50代・女性

更年期になり、腕にアトピー性皮膚炎（以下、アトピー）が出るようになった50代の女性は「更年期になると、体質が変わるってよく言われますよね。だからアトピーになったんだと思います。」とおっしゃいました。

アトピーは口呼吸と関係していることがあるので、寝る時のマウステーピングをお勧めしたところ、１ヵ月ほどでアトピーは出なくなりました。

彼女のアトピーは口呼吸が原因で起こっていたのです。彼女のアトピーが出始めたのは50代になってからでした。50代になって口呼吸をするようになり、それまでなかったアトピーの症状が出てきたのです。

そして、このかたがおっしゃった「更年期になると体質が変わる」という言葉が、私には大きな転機になりました。私の頭の中で、「更年期障害と口呼吸」を結びつけてくれたのです。


更年期になると、身体の筋肉が弱くなり、口呼吸をしがちになります。

すると、今までなかった、さまざまな身体の不調が起こってきます。

この不調は、今までに経験したことのないような症状も多いので、まるで「体質が変わった」かのように感じます。

そして、「この不調は口呼吸が原因」なので、薬を飲んでも、ホルモン治療を受けても、あまり改善しないのです。

私は、「こんな悪循環が、更年期を迎えたかたの体のなかで起こっているのではないか」と考えました。

口呼吸は体にさまざまな不調を起こしますが、この本ではこれを「口呼吸障害」と呼ぶことにします。

「口呼吸障害（口呼吸の弊害）」をご存じの医師はまだあまり多くないので、更年期（または更年期前後）に口呼吸が原因で起こる不調も、「更年期障害」ととらえられているのかもしれません。

口呼吸が原因の症状であれば、薬を飲んでも生活習慣を変えても、さらにはホルモンを補う治療を受けても、あまり改善効果は現れないはずです。

これで、「治療を受けてもよくならない更年期障害があること」にも説明がつきますし、心療内科に通っても不調が改善しないことも説明ができます。

更年期に起こる症状のなかに、「口呼吸障害」が含まれているとしたら、更年期症状の出方に個人差があったり、更年期の前から症状が現れたり、更年期以降も長く症状が続いたりすることにも説明がつきます。また、男性でもマウステーピングを行うと更年期障害が改善するケースが多くみられます。ですから、男性の更年期障害にも「口呼吸障害」が含まれているのではないかと考えられます。

更年期に起こる不快症状と対策

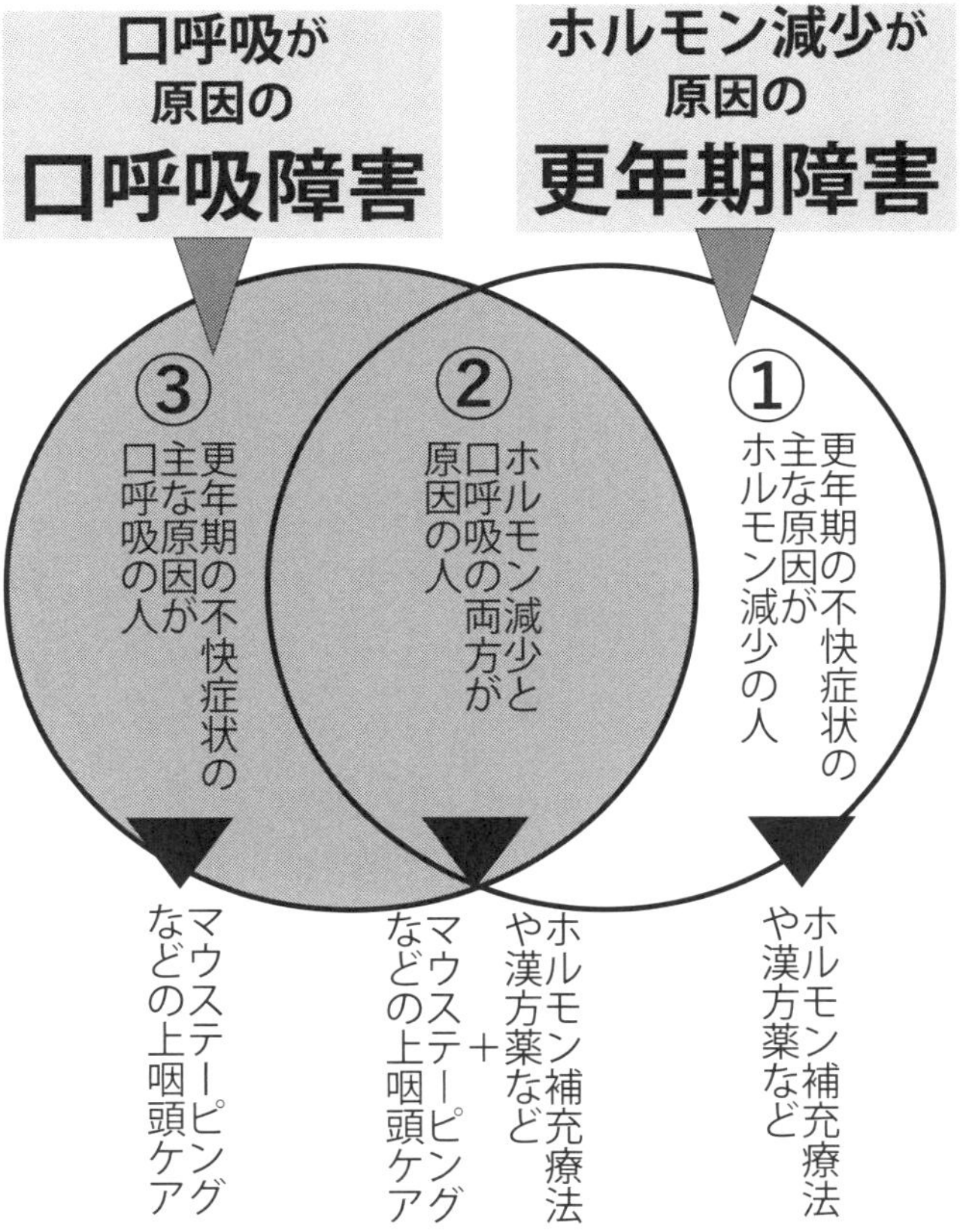

※マウステーピングなどの上咽頭ケアで口呼吸を鼻呼吸に変えると、更年期に起こる不快症状のかなりの部分（口呼吸障害の部分＝グレーの部分②③）が改善する可能性がある

なお、更年期より前の若い世代に、更年期障害と似たような不調が起こると、「自律神経失調症」と診断されることがあります。このかたたちにも、マウステーピングは有効です。「うつ、自律神経失調症」と診断されて、3年間、心療内科に通院していた30代の女性が、マウステーピングを行うことで症状が改善して、心療内科の通院が不要になったケースがあります（改善ケース47）。このかたも、口呼吸が身体の不調を起こす「口呼吸障害」だったのです。

また、本書でも紹介していますが、更年期になると、いわゆる生活習慣病も増えてくると言われています。生活習慣病のなかにも、〝口呼吸を鼻呼吸に変えること〟で改善するケースが多くありました。例えば、

「血圧が下がった」
「不整脈が出なくなった」
「血糖値が下がって、担当医に驚かれた」
「夜のトイレの回数が減った（夜間頻尿）」
「リウマチの治療で飲んでいたステロイドが必要なくなった」

と言うかたは多いのです。

特に、マウステーピングで「夜間頻尿」が改善するかたは多く、これが睡眠障害の改善にもつながっています。夜のトイレが多いと、死亡率が上がることも知られていますので、より健康な人生を過ごすためにも口呼吸対策は重要だと考えています。これも、本書で詳しくご紹介していきます。

新型コロナと口呼吸

コロナ禍以降、口呼吸をしがちになり、口呼吸障害を起こすかたが増えています。感染予防のためのマスク生活で、マスクの下で口呼吸をする人が増えてきたんですね。実は、マスクの下でも鼻呼吸をしたほうがたくさん空気を吸い込めるのですが、「マスクをすると息がしにくい」と思い、無意識に口で息をするかたが増えました。そして「マスクの下の口呼吸」で口元の筋肉が弱くなり、マスクを外している時にも口呼吸をしがちになるようです。

私は、毎日患者さんの口を見ているので、同じ患者さんでも、前より歯が着色しやすくなったり、歯石がつきやすくなったりすることでわかります。唇が乾いて荒れやすくなったかたも増えました。これも口呼吸をしているサインなのです。

また、「コロナ禍で、２人に１人は更年期症状が重くなった」という報道もありました。「口呼吸の視点」から見ると、これも起こりえることなのです。

第11章でも詳しくご紹介しますが、口呼吸をすると花粉症などのアレルギーを起こしやすくなります。この花粉症もコロナ禍以降、症状が強く出るかたが増えています。身体のかゆみや、じんましんなどのアレルギー症状が出るようになったかたも増えました。

こんなかたがたも口呼吸が症状を招いていることが多く、本書でご紹介するマウステーピングなどの簡単なセルフケアを行うことで症状がよくなるケースが増えてきています。

コロナに感染した後に起こるコロナ後遺症や、コロナワクチン後遺症で苦しんでいるかたも増えてきていますが、これも口呼吸が関連していることがあります。本書で紹介している簡単なセルフケアは、実はそんな後遺症でお困りのかたたちの症状を改善する効果もみられています。

フェムテックの視点から

私は歯科医師なので、もちろん更年期障害の治療の専門家ではありません。ですが、私がお勧めする簡単なセルフケアをすることで、長年、更年期障害で悩んでいた患者さんの症状がらくになり、「人生が変わりました」「私の人生を救ってくれてありがとうございました」と言われ、表情が明るくなっていく様子を見ていると、これを多くのかたに知っていただきたいと考えるようになりました。

そこで私は、更年期についての知識を得るために「日本フェムテック協会　認定資格1級（認定フェムテックシニアエキスパート）」を取り、更年期について学びました。

フェムテックとは、人生のライフステージにあわせた身体の変化や、月経、妊娠、プレ更年期、更年期などに起こる問題を解決していくサービスや、テクノロジーのことを言います。「健康で、よりよい人生を送るウェルビーイングの視点」が注目されている今、フェムテックの市場も年々拡大してきています。経済産業省によると、2025年に日本では約5兆円の市場規模になると言われています。

日本フェムテック協会の資格を取るための講義では、更年期治療の現場で働いている産婦人科の先生がたから、男女の各ライフステージでのホルモンの変化や、更年期障害などについて詳しく学ぶことができました。そして、現在の更年期障害の治療の現場では、やはり「口呼吸障害の視点」は取り入れられていないことを知りました。

日本フェムテック協会1級の試験課題には、6000文字の論文がありました。私は、「マウステーピングで更年期障害を改善する」という内容で論文を書きました。口呼吸を予防するためにマウステーピングを行うと、「めまいや耳鳴り、イライラ、倦怠感、頭痛、肩こり、身体のかゆみ」などが改善することを紹介したのです。これは、私にとってはちょっとした賭けでした。

審査員の産婦人科の先生がたは「口呼吸を改善することで、更年期障害がよくなる」などということは、もちろん見たことも聞いたこともないでしょうから、私の論文が認められない可能性もありました。すると試験は不合格になってしまいます。

しかし、結果的には試験に合格しただけでなく、「奨励賞」もいただくことができました。

審査員の先生からは「取り組みが新しく、マウステーピングが更年期障害に効くというメリットが明確でした」という評価コメントもいただくことができました。

更年期障害がコントロールできている人には、この本は必要ありません

もしあなたが「私は更年期症状なんて全然感じていない」とか「今、通院している病院の治療で、更年期障害をうまくコントロールできています」というかたでしたら、この本は必要ないでしょう。11ページの図だと、①に入るかたです。

でも、「病院に行って漢方薬を飲んだけれど、あまり体調が変わらない」とか、「ホルモンが足りないと言われ、ホルモン補充療法を始めたけれど、かえって体調が整わなくなった」「薬もホルモン治療も効果がなくて、心療内科に通院している」などというかたは、この本のなかに、あなたの体調不良を解決するきっかけが見つかるかもしれません。

危機管理の原則

私は歯科医院を開業する前は、陸上自衛隊で歯科医官をしていました。歯科医官は歯科

医師ですが、自衛官なので、自衛隊の制服を着て、拳銃射撃などの訓練もしていました。この自衛隊時代に教わった言葉に、「危機管理の原則」があります。それは「なにかが起こる前に、最悪を想定して対策を立てておく」という対処法です。更年期の症状は人それぞれで、軽くすむ人、ひどい症状が出る人など、さまざまです。まずは「更年期になると、どんなことが身体に起こってくるのか、どんな症状が出るのか」をあらかじめ知っておき、「それに対しての対処法」を準備しておくことが、更年期を乗り越えるための最善の対処法だと考えます。

私が更年期関連の資格を取る時に感じたのが、「誰にでも更年期は訪れる。それなのに、更年期に起こる身体の変化やその対処法について詳しく知っている人は、男女ともにとても少ない」ということでした。

更年期がどんなものなのかを知らなければ、準備や対処のしようもありませんし、自分の身体になにが起こっているのかもわからず、ただただ不安になるだけです。まずは、敵を知ることが大切なのです。

私は「更年期には、1人ひとりドラマがある」と思っています。

この本では、プレ更年期や更年期、ポスト更年期の皆さんの不調が改善した実例をたくさん紹介しています。こうしたかたがたの貴重な体験は、きっと読者の皆さんが更年期への準備をしたり、乗り越えたりする時の指針になることでしょう。

「更年期の壁」は目に見えませんが、更年期に起こることを知り、対策法を準備しておけば、更年期の壁を乗り越えたり、時には簡単にその壁をすり抜けたりすることができるかもしれません。本書には、「更年期の時期に起こる不調を、なんとか軽くやり過ごそう」というたくさんの簡単なヒントが載っています。

目次を見て、ご自分にあてはまりそうな項目があれば、どのページから読み始めていただいても構いません。

人生１００年時代、多くの皆様に「より健康で、より幸せな人生」を過ごしていただくために、この本がお役に立つことを願っています。

２０２４年11月

中島潤子

目　次

第2章 あなたの更年期の不調は口呼吸が原因かも!?

第3章 口呼吸が引き起こす慢性上咽頭炎が病気を招く

第4章　更年期の症状を改善させる上咽頭ケア

第5章　めまい、耳鳴りの壁

症例　**めまい、耳鳴り、高血圧、ドライマウス、突発性難聴、うつ、コロナ禍以降のめまい**

第6章　睡眠障害、無呼吸、いびき、夜間頻尿の壁

第7章　せき、タン、肺炎の壁

カバーデザイン　横坂恵理香／編集担当　小川潤二

第1章　なぜ、更年期の壁が存在するのか？

更年期症状と更年期障害

更年期とは、女性の場合は閉経（生理が終わること）前後の5年間、合わせて約10年のことを呼びます。日本人の閉経の平均年齢は約50歳と言われます。更年期になると、女性は女性ホルモンの分泌が減り、自律神経の乱れなどにより、精神的、身体的にさまざまな症状を引き起こすと言われています。**更年期の時期に出てくる身体の不調は「更年期症状」**と呼ばれ、これはなんと200種類以上もあると言われています。

更年期症状には、疲れやすい、だるい、やる気が出ない、頭痛、肩こり、動悸がする、めまいが起こる、トイレが近くなる、よく眠れない、いつもイライラする、気持ちが落ち込む、のぼせやほてりが起こるなど、さまざまな症状があり、症状の出方もまた人さまざまです。そして、**この更年期症状が生活に支障が出るほど重く出ることを「更年期障害」**と呼びます。

男性の場合も同様で、**男性ホルモンが減少することで起こる心や体の不調を、「男性更**

年期障害」と呼びます。症状の出方は、女性よりも緩やかだと言われます。

２０２２年の厚生労働省の報告によると、**50代の女性の約４割に更年期障害が疑われる症状が出ているそう**です。

更年期障害による体調不良で、生活や仕事に支障が出る人も多く、ＮＨＫの調査によると、これが原因で「仕事を辞めた」「降格した」「昇進を辞退した」など、**仕事になんらかのマイナスが出た人は、女性で15・3%、男性は20・5%**にも上るとのことです。

特に、体調不良で仕事を辞めた人は、女性で約46万人、男性でも約11万人もいて、その経済損失は年間６３００億円にも上ると推定されるのだそうです。これは、社会的にみても、とても大きな損失と言えるでしょう。

更年期症状が出る理由は？

人間の体内では、身体の調子を整えるために、たくさんのホルモンがつくられています。女性の更年期症状が出る原因のひとつに、女性ホルモンの量の変化があげられています。女性ホルモンには大きく分けて、卵胞ホルモン（エストロゲン）と、黄体ホルモン（プロゲステロン）の二種類があります。女性は生理が始まる12歳ごろからエストロゲンが増え始め、30歳を超えると少しずつエストロゲンの分泌が減ってきます。そして45歳ごろからエストロゲンがさらに減るようになり、50歳ごろに閉経（生理が来なくなること）を迎えます。

おなかにある卵巣は、脳にある視床下部からの指令で、エストロゲンを分泌します。それが更年期になると、卵巣の働きが落ちてくるので、少しずつエストロゲンの出方が減ってきます。特に、閉経前後5年の10年間は、エストロゲンが急激に減ってくるので、身体にさまざまな変化が起こりやすいと言われています。

エストロゲンの減り方やスピードには個人差があり、これを「女性ホルモンのゆらぎ」と呼びます。更年期障害に個人差があるのは、この「ホルモンのゆらぎ」が原因だと言われています。

男性の場合も、男性ホルモンであるテストステロンが減ることで、疲れやすい、ほてりや発汗、イライラ、不眠、頻尿、性欲低下、肩こり、気分の落ち込み、夜間頻尿などの不調が起こると言われています。

テストステロンの減少は40代から始まり、一連の症状は男性更年期障害（ＬＯＨ症候群：加齢性腺機能低下症）と呼ばれますが、男性の場合は、ご自分の不調が更年期障害だとは気づかなかったり、「更年期障害だと認めたくない」という気持ちがあり、我慢してしまうかたも多いようです。

ここで注目していただきたいのが、男性ホルモンも女性ホルモンも、「脳の視床下部からの指令で分泌される」ということです。女性ホルモンは、まず視床下部からＧｎＲＨ（性腺刺激ホルモン放出ホルモン）が分泌されて、その刺激を受けた脳下垂体から「黄色形成ホルモン」と「卵胞刺激ホルモン」が分泌されて、それぞれ「プロゲステロン」と「エストロゲン」を分泌します。

また男性ホルモンの分泌も、女性ホルモンと同様に視床下部の指令が重要な役割を果たして、「黄体形成ホルモン」が精巣に作用してテストステロンを分泌します。「卵胞刺激ホルモン」は、精巣に働きかけて精子の形成に関連しています。

第2章で詳しく説明していますが、**口呼吸があると、のどの奥に「慢性上咽頭炎」を起こしやすくなります。慢性上咽頭炎は視床下部の機能障害を起こすと言われ、生理不順や**

月経前症候群（ＰＭＳ）などの性ホルモンに関連した症状を起こすことがあります。

一方、慢性上咽頭炎の治療をすることで、「（更年期ではないのに）止まっていた生理が再開した」「ＰＭＳが楽になった」ということも起こります。ここから私は、「慢性上咽頭炎が、性ホルモンの分泌になんらかの影響を及ぼしていて、これも更年期障害の原因の一つになっているのではないか」と考えています。

「なぜ、病院通いをしても更年期症状がよくならない人がいるの？」

私は更年期障害について、ずっと疑問に思っていたことがいくつかありました。

- いわゆる「更年期の年代」を過ぎても、更年期障害が残って、その後も続いている人がいるのは、どうしてだろうか？
- なぜ、これだけ医学が進んでいるのに、治療をしてもよくならない更年期障害があるのだろうか？
- なぜ、更年期症状の出方には個人差があるのだろうか？

その答えは、この本が進むにつれ明らかになると思います。
まずは、更年期障害の治療現場で行われていることを、お伝えしたいと思います。

更年期の不調が出て病院を受診すると、まずはその原因を見つけるための検査が行われます。更年期と思われる症状の中には、実は「別の病気が隠れている」ことがあるからです。必要な検査をして、特に原因となる病気が見つからない場合に「更年期障害」と診断され、治療が始まります。

最初に、**①生活習慣や環境を見直し**ていきます。ヨガなどの運動、ストレスに気をつける、食事の見直しなどをして、身体を整えることを勧められます。

それでも症状が良くならない場合は、症状を和らげるために**②漢方薬**が出されます。

漢方薬を飲んでもあまり効果が得られず、ひどい症状が続く場合は、足りなくなった性ホルモンを補う、**③「ホルモン補充療法」**を受けるかたもいます。ホルモン補充療法は安全な治療だと言われていますが、使用期間によっては、副作用として乳がんのリスクを上げることがあるとも言われています。そのため、更年期障害がひどくてもホルモン補充療法を受けずに、治療をやめてしまう人もいるようです。

一般的な更年期治療の流れ

検査で特に原因が見つからない＝「更年期障害」の診断

⇩

①生活習慣や環境の見直し

⬇ 効果がないと…

②漢方薬が処方される

⬇ 効かないと…

③ホルモン補充療法

⬇ 効かないと…

④心因性＝心療内科の受診など

⬇ 効かないと…

⑤更年期を過ぎるのを待つ…

②③の治療でも全く症状が改善しない場合は、④**「心因性：メンタルに問題がある」**とされ、**心療内科**の受診を勧められるようです。

更年期世代は、子育てや介護、仕事上の責任などのストレスがかかる年代です。更年期症状が漢方薬やホルモンの治療で改善しない人が、心療内科へ通院するのはかなりの負担です。また、そこまでやってもなかなか改善しないかたもいます。すると、さらに精神的にまいってしまい、パートナーとの関係が悪くなってしまうケースもあるのです。

そのような人は、「⑤更年期の10年間が過ぎれば、症状はだんだん治まってくる」と説明されることも珍しくありません。すると、「その時期が過ぎるまで」と考え、つらい症状を我慢するかたもいらっしゃいます。しかし、私の患者さんを見ていると、60代になっても、70代になっても、更年期に始まった症状が続いているかたが何人もいました。

医師の約４割が「更年期の治療には自信がない」と言っている

２０２２年に放送されたＮＨＫスペシャル『みんなの更年期』で、更年期障害の治療をする医師７０９人にアンケートを取った結果が紹介されていました。

更年期障害で受診した患者さんが初診で来た時に「どのくらい診察に時間をかけているか」という質問には、なんと過半数の医師が「10分以下」と答えているのです。更年期障害には個人差があり、症状も多岐にわたります。更年期障害は「患者さんの環境要因や心理的要因」も症状に影響すると言われていますので、**「10分以下の診察」では、とても診断や治療につながる情報の聞き取りはできない**と思います。

番組では、更年期治療の内容は、多い順から漢方療法、ホルモン補充療法、カウンセリング、向精神薬があげられていました。

そして驚いたことに、更年期障害の治療をしているお医者さんの**約4割が、「更年期障害の治療に自信がない」**と答えたという、衝撃の結果が報告されていたのです。「更年期の治療に自信がない」ということは「標準的な更年期治療をしても、治療による効果が出ない、治療では改善しない人がいる」ということでしょう。

実際に、私の歯科医院を受診している更年期世代の患者さんに聞いても、「漢方薬を飲んだけれど、あまり効かなかった」「ホルモン治療を受けているが、身体がきつい」というお話を聞くことがありました。

不定愁訴扱いされる患者さんたち

治療をする側の医師でさえも、治療に戸惑う更年期障害。患者さんにとっては、本当に体に不調が出ているのですが、治療するドクターにしてみると、検査をしても原因が見当たらないし、漢方薬もホルモン補充療法でも効果がないので、治療のしようがありません。それでもくり返し不調を訴える患者さんは、「不定愁訴（原因もないのに、くり返し受診してくる厄介な患者さん）扱い」されることもあるようです。

医師側からすると「原因もないのに、何度も受診してくる厄介な患者さん」には、治療の手段はありませんし、あまり診療時間を割くこともできないでしょう。その結果、「メンタルに問題があるかもしれません。心療内科への受診をお勧めします」ということになってしまうのです。

患者さん自身も「更年期障害の治療は受けてみた。それでも不調が続いている。やはり自分はメンタルがおかしくなってしまったんだろう」と思い、心療内科へ通院するのですが、くり返しお伝えしているように、それでも症状が改善しないかたがいるのです。

特に多い〝くり返すめまい〟を例にとると…

例えば、更年期症状といえば、「めまい」が起こることで知られています。私の歯科医院に治療に来る患者さんのなかにも「長年、めまいの薬を飲んでいるかた」や「めまいを起こすようになったかた」が受診することがよくあります。

めまいを起こすようになると、まずは脳神経外科や耳鼻咽喉科を受診して、いろいろな検査を受けます。しかし、これといった原因が見つからないことがよくあります。そして「めまいを抑える薬を出しますね」と言われるのですが、薬を飲んでも、点滴をしてもらっても、なお吐くほどのめまいをくり返す人もいます。

そんなかたが「どうしても、めまいが続くんです」と再度、耳鼻科にかかると「特に原因も見当たらないのに、めまいをくり返すのはおかしい。これは精神的な問題、メンタルになにか異常がある」と言われ、心療内科を紹介されてしまうことがあります。心療内科にかかっても、このめまいはよくならず、また「吐くほどのめまいを我慢せざるをえない生活」を送ることになることも少なくありません。

このように、治療を受けてもなかなか良くならず、医師やまわりの人からは、「更年期の一時期が過ぎればよくなるのだから、その間だけ我慢すればよいだろう」などと言われて、苦しい体調を理解してもらえないことはよくあるようです。

私の患者さんにも、更年期に始まっためまいが、10年以上続いていたかたが15人以上もいました。なかには、「20年以上、年に何度もめまいが出ていた。ステロイドという強い薬を使って、めまいを抑えようとしても止まらなかった」という女性もいました。また、心療内科へ通院するように言われていたかたもいました。

このようなかたがたに、私が〝口呼吸を鼻呼吸に変えるセルフケア〟をアドバイスすることで、皆さん、めまいが出なくなっています。歯科医院からのアドバイスでめまいが出なくなったので、心療内科の先生から驚かれた患者さんもいましたが、これは口呼吸障害が原因で起こっていためまいだったのです。

更年期が来ると、パートナーとの仲が悪くなることも

更年期障害がなかなか改善しないかたは、医師からは「更年期だからしかたない」「女

性特有のことだから」「体質だから」「年を取るとみんなそうなる」などと言われているので、しかたなく我慢していることがよくあります。

そう言われても不調は続くので、そのしわ寄せがどうしてもパートナーやご家族、職場の同僚などに及んでしまいます。不調が続いて仕事がうまくいかなくなったり、同僚ともめたりします。また、特に更年期の時期にはパートナーとの仲が悪くなって、離婚にまで進んでしまうケースもあるといいます。

いつもイライラしていたり、口げんかをくり返したりすると「更年期が来るまでは、あんなふうじゃなかったのに」と、ご自分のパートナーの変化に戸惑うかたもいるのです。女性は家庭の中心的存在ですが、その女性がいつも不機嫌だったり、疲れたりしている様子を見るのは、ご家族にとってもとても辛いことです。

また、更年期は職場で重要なポジションを任されることが多い年代です。そんな時期に、身体の不調が原因で昇進できなかったり、やりたかったプロジェクトを任されなかったりするなど、仕事のチャンスを失ったり、あきらめたりするかたもいます。その中には、仕事を辞めざるを得ないほど、更年期障害が強く出ているかたもいるのです。

なぜ、歯科医師が更年期の本を書くの？

この本を手にとられたかたは、私の職業をご覧になって「どうして歯科医師が更年期の本を書くの？」と思われたかたもいらっしゃったと思います。私は長野県松本市で歯科医院を開業していますが、よその歯科医院とはちょっと違ったユニークな視点で患者さんの治療をしています。

それは、**「口呼吸」に注目した治療です。日本人の10人に８人は、自分では気がつかずに口呼吸**をしています。人間は１日に約２万回も呼吸をしていると言われていますが、この何気なくしている口呼吸が、実はたくさんの身体の不調の原因になっていることがあるのです。

特に、**寝ている時に口呼吸をしてしまうかたは多く、**これを簡単に、確実に鼻呼吸に変えてくれるのが、**口にテープを貼って寝る〝マウステーピング〟**です。マウステーピングのやり方は第４章で紹介します。マウステーピングを行うことで、さまざまな身体の不調が改善することがわかっています。

２０２４年の段階で、私の歯科医院では１０００人以上の患者さんがマウステーピングを行い、さまざまな身体の不調が改善しています。マウステーピングは、「口にテープを貼って寝る」という簡単なセルフケアですが、寝ている間だけでもマウステーピングを行って鼻呼吸にすることで、「口やのどが乾かない」「歯石がつきにくくなる」「虫歯の予防になる」「ドライマウスが改善する」という、歯科に関連した症状だけでなく、「血圧が安定した」「血糖値が下がる」「胃やおなかの不調が改善する」「皮膚のかゆみが改善する」「寝つきがよくなり、睡眠障害が改善する」「夜のトイレ通いが減る」など、とても多くの症状が改善しています。

口呼吸をやめたら、更年期障害がよくなってきた！

マウステーピングを行う患者さんが増えてくると、口の中の症状が改善するうえに、更年期に起こる不調（更年期症状）が比較的短期間によくなってくるかたが多いことに気がつきました。（左ページの表）

更年期症状は２００以上もあると言われています。その全てではありませんが、マウス

当院のマウステープ指導で改善した更年期障害の不調

めまい、睡眠障害（寝つき・寝起きがよくない、眠りが浅い、夜中に目が覚める、日中に眠くなる）、夜間頻尿、イライラ、気持ちの落ち込み、倦怠感、血圧が安定、不整脈、血糖値が下がる、皮膚のかゆみ、湿疹、じんましん、アトピー性皮膚炎、掌蹠膿疱症、乾癬、おなかの不調、胃の不調、頭痛、肩こり、首こり、頭のモヤ（ブレインフォグ）、リウマチ、ドライマウス、口内炎、歯肉の腫れ、歯に着色しにくくなる、歯の痛み（歯に原因が見つからないもの）、飲み込みにくい、あごの痛み、長引くセキ、ぜんそく、いびき、無呼吸、鼻炎、花粉症、副鼻腔炎、うつ、自律神経失調症など

テーピングを行うことによって、めまい、耳鳴り、イライラ、疲れやすい、睡眠障害、夜間頻尿、頭痛、肩こり、おなかの不調、胃の不調、皮膚のかゆみや湿疹、じんましんなど、更年期に伴って起こる代表的な症状が改善するかたが多かったのです。それ以外にも、更年期以降に増えてくる生活習慣病である高血圧、糖尿病、動悸などが改善するかたも多くいらっしゃいました。このような効果は、女性だけでなく、男性にも同じように現れています。

更年期障害は長年、「ホルモンの減少のため」「心因性（気持ちの問題）」だと言われてきました。ところが、私の患者さんのたくさんの改善例を見ていると、更年期に

起こってくる不調の原因の一端は、口呼吸にあるのではないかとも思うようになりました。

マウステーピングでめまいが出なくなった！

42ページでもお伝えしましたが、更年期障害の症状で特に多い「めまい」が、マウステーピングを行うと改善することはしばしばみられます。当院の患者さんでは、薬を飲まなくてもめまいが出なくなったかたは50人以上はいらっしゃいます。

更年期に起こるめまいには、いろいろな診断名がついていることが多いようですが、薬や点滴が効かなかったり、薬を飲んでもたびたびくり返したりすることがあります。

詳しくは後述しますが、こんなめまいは「慢性上咽頭炎」が原因で起こっていることがあります。慢性上咽頭炎は、口呼吸をしていると悪化します。そのため、めまいがなかなかよくならないかたに、マウステーピングなどを行ってもらうと、めまいが出なくなるのです。

めまいを起こしがちのかたは、いつも暗い表情をしていますが、めまいから解放されると、皆さん、別人のように明るい表情になります。

女性の患者さんが飲んでいる薬には特徴があった！

私が歯科医院を開業してから、受診される女性の患者さんがふだん飲んでいる薬を見ると、ある特徴があると気がつきました。以前、私が自衛隊で歯科医官をしていたころは、健康な隊員さんの歯の治療ばかりをしていたので、あまり意識していなかったことでした。

女性の患者さんは、「めまいの薬」「胃腸の薬」「睡眠導入剤（寝るための薬）「頭痛薬（片頭痛など）」などを長年飲んでいるかたが、とても多かったのです。特にめまいの薬を飲んでいるかたは多く、若いころからだったり、更年期の時期からだったりと、開始時期はそれぞれ。共通していたのは、皆さん、「薬を飲んでもめまいは出る」とおっしゃっていたことです。

私が20年前に開業したころは、まだ口呼吸、鼻呼吸の視点で診療していなかったので、「女性はある程度の年齢になると、めまいを起こしたり、胃腸が弱くなったり、頭痛を起こすようになったりするんだな」

と、年齢のせいだと考えていました。ところが今では、このどれもがマウステーピングを行うことでよくなり、薬が必要なくなるかたが多いことがわかっています。つまり、これらは口呼吸障害と関連した症状だったのです。

口呼吸が起こす不調は、まだ知られていない！

今の日本では、「口呼吸が身体の不調を起こすことがある」ということをご存じの医師や歯科医師は、まだあまり多くありません。そのため、病院を受診して、いくら検査をしても原因がわからなかったり、処方された薬を飲んでも、生活に気をつけてみても、なかなか身体の不調が改善しなかったりすることが多いのではないかと考えています。

マウステーピングを行って身体の不調がよくなった患者さんは「まさか歯科医院でめまいが出なくなるなんて」「片頭痛と診断されて、長年薬を飲み続けていたけれど、今は頭痛がしなくなり、薬も飲まなくてもよくなった」などと、とても喜んでくださっています。

逆にみると、「口呼吸からくる不調（口呼吸障害）」は「原因である口呼吸」を改善しなければ、いくら薬を飲んでもよくなることがないのです。

第2章　あなたの更年期の不調は口呼吸が原因かも⁉

「更年期障害」と呼ばれる症状には、「口呼吸障害」が含まれていることがある

「口呼吸を予防するために、マウステーピングを行うと更年期障害が改善する」ということは、今まで誰も気がつかなかったことなのですが、これは全て私の患者さんの改善例が教えてくれたことです。

長年続いていた更年期障害が、誰でもできる簡単なセルフケアでよくなるケースをたくさん見ていると、「更年期症状の中には口呼吸からくる不調（口呼吸障害）が多く含まれているのではないか」という考えを強くしました。更年期障害にはたくさんの症状がありますが、その全てではありませんが、マウステーピングで改善する症状がたくさんあったのです。

「更年期障害」とひとくくりにされている不調のなかに、性ホルモンやメンタルではなく、口呼吸が原因で起こっているものが含まれているならば、漢方薬を飲んでも、ホルモンを補充しても、症状が改善しないケースがあることに、説明がつくのです。

２０２０年に新型コロナウィルス感染症の感染拡大が始まってから、口呼吸から来ていると考えられる不調を起こすかたが増えています。これはコロナの感染予防のためにマスクをつけることで、マスクの下の口呼吸が増えたためだと考えています。

私の歯科医院の患者さんのなかにも、コロナの流行以降、「突然激しいめまいが起こって、救急車で病院へ運ばれ、脳神経外科や耳鼻科で検査をしても『原因が見つからない』と言われた」という患者さんが何人もいます。また、じんましんが出るようになったかた、頭痛や肩こり、耳鳴り、倦怠感など、今までになかった症状を起こすかたも増えています。どれも、更年期に起こりがちな症状ですが、更年期の年代でないかたにも起こっています。

これらの症状は、口呼吸を予防すると良くなるケースが多いことから、私は、コロナ以降に急増・悪化している不調は、「マスクの下で口呼吸をする人が増えてきた」からではないかと考えています。

鼻呼吸とは？　口呼吸とは？

鼻呼吸とは「鼻から吸って、鼻から吐く」ことを言います。「鼻から吸って、口から吐く」「口から吸って、鼻から吐く」というのは、鼻呼吸ではありません。

人間は鼻呼吸をするのが基本です。しかし、自分では鼻呼吸をしていると思っていても、無意識に口呼吸をしているかたは大勢いらっしゃいます。

私は歯科医師なので、毎日患者さんの口の中を見ています。実は、患者さんの口を見ると、そのかたが口呼吸をしているかどうかがわかるのです。

例えば、歯に色がつきやすい、歯石がつきやすい、虫歯になりやすい、歯周病が進みやすい、唇が乾いて荒れている、口内炎ができやすい、といった人は、口呼吸をしている可能性が高いと言えます。そして、２０２０年から始まった新型コロナウィルス感染症の感染予防のための、マスク生活が長く続いたことで、口呼吸をするかたは確実に増えてきています。

鼻呼吸のよいところ、口呼吸のよくないところ

「口呼吸は身体によくない」ということは、だんだん知られてきています。しかし、「なぜよくないのか」とか「口呼吸をすると、どんなことが起こるのか」ということをご存じのかたは、まだ多くはありません。

人間の呼吸は「鼻から吸って、鼻から吐く」のが基本です。鼻は「天然のフィルター」と言われ、吸い込んだ空気に含まれるホコリや花粉などを、鼻毛や鼻の中の粘液などでブロックしています。また、鼻から吸った乾いた空気は、鼻を通ることで「加湿され」「温められて」、気管や肺に送られていきます。

逆に、口呼吸をしてしまうと、ホコリや花粉を含む、冷たく乾いた空気を、直接、のどから気管、肺へと送り込んでしまうのです。

また、口呼吸は鼻呼吸に比べて、吸い込める空気が10～15％も減ってしまいます。すると、身体に取り込める酸素も10～15％減るので、身体の中が低酸素状態になります、これも、体にさまざまな不調を起こす原因になっています。

鼻呼吸をすると一酸化窒素が増える

鼻呼吸には、もう一つ大切な役割があります。鼻から空気を吸うと、呼吸をするたびに鼻の横にある副鼻腔《ふくびくう》という骨の空洞に、新しい空気が取り込まれます。すると副鼻腔の中では「一酸化窒素《いっさんかちっそ》」という成分がつくられます。

1998年には、この一酸化窒素の研究で、アメリカのルイ・イグナロ博士（とあと2人）がノーベル生理学・医学賞を受賞しています。イグナロ博士の研究によると、一酸化窒素には血管拡張作用（身体の中の血管を広げる働き）があり、高血圧や心臓病などの循環器系の病気を予防し、症状を改善することが報告されています。鼻呼吸をすると、副鼻腔の中で、この一酸化窒素がつくられるのです。

一方、口呼吸だと一酸化窒素はつくられません。実はこの一酸化窒素は、男性の勃起不全（ＥＤ）とも深い関係があることがわかってきています。一酸化窒素の血管拡張作用に着目して開発されたのが、男性のＥＤ治療に使われるバイアグラです。バイアグラは、イグナロ博士らの初期の研究結果がきっかけとなり、開発されました。

口呼吸をするのは人間だけ！

哺乳類のなかで、鼻呼吸と口呼吸の両方ができるのは、人間だけです。人間以外のほ乳類は、通常は鼻呼吸しかできません。人間が口呼吸もするようになったのは、「言葉を話すことができるようになったから」だと言われています。人間は口呼吸もできるようになりましたが、口呼吸をしすぎると身体にさまざまな不調を起こしやすくなりました。

特に、寝ている時には全身の力が抜けてしまうので、無意識のうちに口が開き、口呼吸をしがちになります。私の歯科医院の患者さんでは、１０００人以上のかたが、夜寝る時にマウステーピングを行っています。このうち、ご自分が口呼吸をしていることに気がついていたかたは、ほとんどいませんでした。

ここで、口呼吸のチェックリストをやってみてください（54ページのリスト参照）。

口呼吸のチェックリスト

当てはまる項目にチェックを入れてください。

□❶朝起きると、口が乾いている

□❷朝起きると、のどがイガイガする。タンが絡みやすい

□❸気がつくと、口を開けている

□❹イビキをかく

□❺口内炎ができやすい

□❻歯に色や歯石がつきやすい

□❼歯肉が腫れやすい

□❽虫歯ができやすい

□❾舌の横に歯形（歯のあと）がつきやすい

□❿舌が上あごについていない

□⓫鼻が詰まりやすい。鼻炎がある

□⓬花粉症がある

□⓭口の中がネバネバする。口臭がある

□⓮唇が乾いている。荒れやすい。リップクリームが手放せない

□⓯口を閉じると、あごに梅干しのようなふくらみとシワができる

□⓰食べる時に音を立てる

□⓱おしゃべりが好き。仕事で話す機会が多い

□⓲夜、トイレに起きる

□⓳激しい運動をしている。水泳やジョギングが好き

□⓴タバコを吸っている

チェックが４つ以上ある人は、口呼吸に要注意!!

いかがでしたか？　なにか、あてはまる項目がありましたか？

ご自分では「口呼吸をしていない」と思っていても、「リップクリームが手放せない」「口内炎ができやすい」「鼻炎や花粉症がある」と言うかたは多いのではないでしょうか？　不思議に思われるかもしれませんが、これらは「口呼吸を鼻呼吸に変える」だけで、よくなることばかりなのです。

更年期以降だと「夜、トイレに起きることがある」と言うかたが増えてきます。第６章でも説明していますが、夜トイレに起きる夜間頻尿も、口呼吸が原因で起こっていることが多いのです。

口呼吸を認めたがらない人がいる

ところが、明らかに口呼吸から来る症状を持っているのに、マウステーピングなどの口呼吸対策の方法をお伝えしても、「私は口呼吸していませんから」「私は結構です」と、かたくなに拒絶されるかたがいます。これは、比較的女性に多いようです。やはり、「口呼吸＝口を開けている＝かっこう悪いこと」と思い、ご自分ではなかなか認めたがらないのでしょうね。

そんなかたには、

「日本人の10人に8人は、自分では気がつかずに、口呼吸をしています。特に寝ている時は、身体の力が抜けて、筋肉がゆるみます。下のあごは重いので、筋肉がゆるむと、簡単に口が開いてしまうのです。しかも、コロナのマスク生活の影響で、口呼吸になってしまった人は多いんですよ」

とご説明しています。

次にご紹介するのは、口呼吸をしている自覚はありませんでしたが、口呼吸からくる不調をいくつも持っていた女性のケースです。

改善ケース3　歯の着色、歯石、知覚過敏、口の乾き、頭痛、肩こり：50代・女性

この患者さんには、口呼吸のことを説明して、何度もマウステープを勧めましたが、露骨に嫌な顔をなさって、マウステーピングを行うのをお断りされていました。このかたは歯石がつきやすく、歯がしみやすい知覚過敏が起こりやすい状態でした。口呼吸をすると、歯周病が進んだり、慢性上咽頭炎を起こしたりして、歯に痛みが生じます。「噛むと痛いし、しみるんです」と、何度も受診してくるこの患者さんに、その都度マウステープを勧めたのですが、「私は口呼吸をしていませんから」とお断りになりました。

もちろん、口呼吸とご自分の症状に関連があることを、知らなかったということもあるでしょう。しかし、私からすると、口呼吸からくるとしか考えられない症状が続いていたので、私は彼女がクリーニングにやって来る３ヵ月ごとに、くり返し、くり返し説明して、マウステープを勧めました。

そして半年以上経って、やっと彼女はマウステープを使い始めました。

次のクリーニングの時のことです。彼女が言ったのです。

「先生、私、自分では絶対に口呼吸をしていないと思っていましたが、口呼吸をしていたんですね。朝起きた時に、口の乾き具合が全然違うんです」

やっと、ご自分が口呼吸をしていたことを実感してもらえました。そして、「歯が全然痛くならなくなったんです。それに、私は前から頭痛や肩こりもありましたが、これも同時に、とても楽になったんです。私、口呼吸をしていたんですね」

と、とても喜んでいらっしゃいました。

このようにマウステーピングを行うと、ご自分が体質だと思い、あきらめていた不調が、実は口呼吸から来ていて、すぐによくなることも珍しくないのです。

「私は頭痛持ちだから」とか「片頭痛があるから、頭痛薬が手放せない」と言うかたの頭痛が出なくなったり、いつもひどい肩こりに悩まされていたかたが楽になることは、マウステーピングでよく起こる改善ケースです。

ブレインフォグの患者さんも改善。「何年も続いていた、頭のモヤが消えた」

改善ケース4　ブレインフォグ：60代・女性

このかたは、口呼吸をしていて、いつも疲れているご様子だったので、3ヵ月ごとのクリーニングのたびに、マウステーピングの必要性を説明していましたが、毎回断られていました。マウステープを勧め始めて2年経ったころに、患者さんは根負けして、やっとマウステープを使うようになりました。

すると、このかたはすぐに、体に大きな変化を感じたそうです。実は、彼女は5年ほど前から「朝起きると、頭にモヤがかかっている」状態だったそうです。

患者さんのご両親が脳梗塞を起こしたことがあったため、この「頭のモヤ」は脳梗塞の前兆だと思っていたのだそうです。そして、「自分は、いつ発作を起こすのだろう」と、毎日心配していたそうです。

ところがマウステープを使ったところ、この「頭のモヤ」が全くなくなり、毎朝すっきりと起きられるようになったそうです。患者さんは、長年心配していた頭のモヤが、まさか歯科医院のアドバイスで改善するとは、夢にも思わなかったと思います。

それも「口にテープを貼って寝る」という、とても簡単な方法で！　以前は、このかたはいつも表情がくらかったのですが、今ではとても明るい表情に変わっています。

第3章で詳しく説明しますが、この頭のモヤ・〝ブレインフォグ〟は、「慢性上咽頭炎」が原因で起こっていたと考えられます。慢性上咽頭炎は、数多くの治りにくい症状を起こしますが、ブレインフォグもその一つです。ブレインフォグという言葉は「コロナ後遺症」の症状として、お聞きになったことがあるかもしれませんね。

コロナ後遺症も、慢性上咽頭炎が関連して起こることが多いとわかってきています。口呼吸は慢性上咽頭炎の一因になるのですが、マウステーピングを行うと、のどの奥が乾かなくなります。そのため、慢性上咽頭炎がよくなり、今回のようにブレインフォグが改善したのだと考えています。

口呼吸が起こすかもしれないリスクを考えると

口呼吸をしているかたは多いのですが、特に女性の患者さんに「あなたは口呼吸していますよ」とお伝えするのは失礼なことだと思いますし、とても勇気がいることです。そんなことをわざわざ言わなければ、断られた時に私も嫌な思いをしなくてすみます。

それでも口呼吸が患者さんに起こしている不調や、これから起こるかもしれない不調のことを考えると、何度、患者さんから断られても、どうしてもくり返しお伝えしてしまうのです。

なぜなら、口呼吸から来る不調は、「口呼吸を改善しないと治らない」からです。いくら薬を飲んでも、生活習慣を変えても、ここが変わらなければ治りません。逆に口呼吸からくる不調は、「口呼吸を鼻呼吸に変える」という簡単なセルフケアで、短期間で症状がよくなるかたがとても多いのです。

口呼吸を続けていると起こってくるのは、更年期に関連した症状だけではありません。将来的に、「認知症のリスク」や「誤嚥性肺炎のリスク」が高まることもあるのです。将来の病気のリスクを下げるだけでも、目の前の患者さんの人生が変わってくると考えています。

そして、私の患者さんの多くのケースでは、口呼吸をすると起こりやすい慢性上咽頭炎があると、コロナのワクチンを受けた時や、コロナに感染した時に、後遺症が残る傾向があることもわかってきました。逆に、あらかじめ口呼吸を予防して慢性上咽頭炎を防いでおくと、ワクチン後遺症やコロナ後遺症のリスクを下げる可能性もあります。

そんな点からも、当院の患者さんには口呼吸を予防するセルフケアをやっていただき、慢性上咽頭炎を改善しておくことをお勧めしています。

第3章　口呼吸が引き起こす慢性上咽頭炎が病気を招く

口呼吸をやめると更年期症状がよくなる3つの理由

口呼吸を鼻呼吸に変えると、更年期障害をはじめとした、さまざまな身体の不調が改善します。口呼吸が身体に不調を招く理由には次の３つがあると考えています。

①口呼吸をすると、身体に入る酸素が鼻呼吸の時よりも少なくなる

人間は呼吸をするごとに、吸い込んだ空気の中の酸素を身体に取り込み、次に身体の中で不要になった二酸化炭素を吐き出しています。吸い込める空気の量が多ければ、吸い込める酸素の量も多くなるということです。口呼吸だと、鼻呼吸に比べると10～15％以上も吸い込む空気の量が少なくなるので、身体に取り込める酸素も減ってしまいます。身体が低酸素になると、睡眠や血圧などに悪影響を与え、不整脈などの危険性を高めます。また、慢性的な酸素不足は脳の萎縮を起こしたり、認知症のリスクが高まったりする可能性が指摘されています。

逆に、マウステーピングを行うと、寝ている間の血中酸素飽和濃度が上がるので、〝睡

寝ている間の酸素飽和度の変化

63歳・男性　175㎝・67kg

マウステープなし	マウステープあり
平均　SpO_2　95%	平均　SpO_2　96%
最低　SpO_2　86%	最低　SpO_2　90%
低下回数　52回	低下回数　15回

（大澤立志様提供）

眠の質の改善〟〝血圧の安定〟〝血糖値の改善〟〝頭痛、肩こりの改善〟〝倦怠感がなくなり、イライラしなくなる〟〝夜間頻尿が改善する〟などの効果がみられます。

上の表は、寝ている間の「マウステープなし」「マウステープあり」での血中酸素飽和度の違いを調べたものです。血中酸素飽和度（SpO_2）は90％以上ないと、脳や身体の臓器に十分な酸素が送られません。ところがマウステープなしで寝ると、一晩の平均SpO_2は95％ですが、最低SpO_2は86％で、90％をかなり下回っています。SpO_2が下がる回数も一晩で52回と多いのですが、同じかたが翌日マウステープを貼って寝ると、最低SpO_2は90％に改善し、下がる回数も15回に減っています。寝ている時に口呼吸をすると、身体の中が慢性的な低酸素となり、これが不調の原因になると考えられます。

口呼吸をすると、いびきをかきやすくなり、これが進むと睡眠障害や閉塞性睡眠時無呼吸を引き起こします。睡眠時無呼吸のかたは、高血圧や糖尿病のリスクも高くなります。これも、口呼吸による低酸素状態が一つの原因になっています。

またいびきや、睡眠の質の低下によるイライラは、パートナーとの関係を悪くする原因になることもあります。マウステーピングを行うことで、パートナーとの仲が改善したカップルを何組も見てきました。

よい睡眠がとれると、アルツハイマー型認知症の原因物質と言われているアミロイドβが、身体から排出されやすくなるという報告もあります。

②口呼吸をすると口やのどが乾き、虫歯や歯周病、ドライマウス、ぜんそくなどの原因になる

口呼吸をすると、口の中が乾いて、ドライマウスの状態になります。ところが、病院で「口が乾いて困る」と相談しても、医師からは「更年期を過ぎると、唾液が出にくくなって、みんな口が乾くようになる」と説明されることが多いようです。〝更年期〟と言われるとしかたがないと考え、我慢しているかたが多いのが現状です。

しかし、口呼吸が原因の場合、マウステーピングをして寝るだけで、口が乾かなくなります。

このように、今まで医学的に常識だと思われていたことでも、「口呼吸の視点」から患者さんの症状を見ていくと、全く逆だということがいくつも出てきます。

口呼吸をするとのどや気管が乾燥するので、これが長引くセキやぜんそくの原因になっていることもあります。また、口呼吸をすると唾液が乾燥し、口の中の細菌が増えるため、誤嚥性肺炎のリスクも高まります。

そのほか、口が乾くと歯石がつきやすくなり、歯周病の進行が早まります。

鼻炎や花粉症のかたは、鼻が通らないので口呼吸をしてしまうことが多いのですが、それを鼻呼吸に変えると、鼻が通るようになり、鼻炎の薬が必要なくなることは珍しくありません。鼻は使えば通るようになるのです。また、次に紹介する慢性上咽頭炎が改善することで、花粉症やアレルギーの症状が出なくなるかたは大勢いらっしゃいます。

③口呼吸をすると、のどの奥のリンパ組織、上咽頭が乾燥して慢性上咽頭炎を起こす

上咽頭は、のどの奥の口蓋垂《こうがいすい》（のどちんこ）の裏側にあるリンパ組織の塊です。口呼吸をすると、この上咽頭が乾燥して炎症を起こして「慢性上咽頭炎」となり、身体にさまざまな不調を起こすことがわかってきています。この不調は、更年期の時期に起こってくる不調や、「自律神経失調症」の症状と、とてもよく似たものが多いのです。

慢性上咽頭炎の病態と歴史

のどの奥は、上から上咽頭、中咽頭、下咽頭と分類されます。上咽頭にはリンパ組織の塊があり、表面は粘液が分泌され、鼻腔側は線毛上皮に、咽頭側は扁平上皮におおわれています。上咽頭は外から入り込んだ細菌やウィルス、異物などに対して免疫応答を起こします。上咽頭は位置的に見ても慢性炎症を起こしやすい部位です。上咽頭は鼻の奥にあり、両方の鼻の穴から吸い込まれた空気と、口から吸い込まれた空気がぶつかる部位のため、表面が乾燥したり、線毛に異物が付したりすると、炎症を起こしやすくなります。

慢性上咽頭炎の主な原因は口呼吸で、このほかに、ホコリや花粉、黄砂やＰＭ２・５などが上咽頭に付着すると、さらに症状を起こしやすくなります。風邪を引いたことがきっかけで上咽頭に炎症が起こり、これが慢性上咽頭炎の多様な症状を起こす引き金になることもあります。

慢性上咽頭炎の特徴は、上咽頭自体には痛みやかゆみなどの自覚症状を感じることがないにもかかわらず、上咽頭とは全く離れた部位に症状を起こすということです。そのため、慢性上咽頭炎が原因で不調が起こっていても、なかなか診断がつかず、長期間、別の診断名で治療を受けているかたは少なくありません。

昔から、「のどの奥に炎症があると、身体の不調が起こる」ということは、経験的にわかっていました。50年以上前には、長い綿棒を鼻の奥に入れて、こすって薬をつける治療、Ｂスポット療法（現在は、上咽頭擦過療法：ＥＡＴと呼ばれている）を行っていた耳鼻科医は多かったのです。

当院の患者さんにも、以前にＢスポット療法を受けたことのあるかたがいて、「鼻の奥をこすってもらうと、鼻が通るようになって頭の痛いのが治った」とか、「子供のころから鼻炎があって、耳鼻科に行くと、年配の先生が『鼻の奥をこすればいろいろなことがよくなるんだよ、鼻の奥をこすっておけば大丈夫だから』と言って、鼻の奥をこすってくれたことがあった」と言うかたもいらっしゃいました。

以前は内視鏡などがなかったので、直接、上咽頭を見ることはできませんでした。それでも、上咽頭をこすって薬をつけることで、慢性上咽頭炎が原因で起こっていた症状がよくなることは、経験的に知られていたのです。

しかし現在、医学部や歯学部では慢性上咽頭炎について学ぶことがなく、医療従事者でもその病態を知る人はあまり多くありません。また、慢性上咽頭炎は日本だけの概念であり、海外ではその病態はまだ知られていません。そのため、慢性上咽頭炎の治療をする医療機関は、全国でも500ヵ所程度しかありません。

2019年には、日本口腔・咽頭科学会に上咽頭擦過療法検討委員会が設置され、EATの臨床効果の検討が行われてきています。また2020年のコロナのパンデミック以降、コロナ後遺症やワクチン後遺症が慢性上咽頭炎と大きく関連していることがわかり、慢性上咽頭炎やEATについての情報が少しずつ広まってきています。

慢性上咽頭炎が関連する病気

慢性上咽頭炎の主な原因は、毎日無意識にしてしまう口呼吸です。たとえ、ふだんから

慢性上咽頭炎から引き起こされる症状・疾患（診療科別）

耳鼻咽喉科	後鼻漏、鼻閉、咽頭痛、咽頭違和感、頸部リンパ節腫脹、耳管開放症、耳閉、耳鳴り、嗄声、微熱、嗅覚障害
脳神経内科 精神科	浮遊性めまい、頭痛、首･肩こり、慢性疲労症候群、ブレインフォグ（集中力低下）、うつ、パニック障害、不安障害
腎臓内科	IgA 腎症 /IgA 血管炎　、微小変化型ネフローゼ症候群、膜性腎症
消化器内科	機能性ディスペプシア、過敏性腸症候群、炎症性腸疾患、吃逆
リウマチ科	反応性関節炎、SAPHO 症候群、関節リウマチ、線維筋痛症
呼吸器内科	咳ぜんそく、慢性痰、血痰、過換気症候群
小児科	起立性調節障害、起床困難・頭痛・腹痛・慢性疲労などによる不登校
皮膚科	掌蹠膿疱症、慢性じんましん、乾癬、アトピー性皮膚炎、慢性湿疹
歯科・口腔外科	非定型歯痛、顎関節症、舌痛症

出典：堀田 修　他　上咽頭擦過療法（EAT）の臨床効果から見える慢性上咽頭炎が関連する多彩な病態　日本医事新報　No.5007 (2020 年 04 月 11 日)

鼻呼吸をしていたとしても、人は誰でも話をする時には口呼吸になります。それに、鼻からホコリや花粉、ＰＭ２・５、黄砂などが入り込んで、これらが上咽頭に引っ掛かることでも、慢性上咽頭炎を引き起こします。

関節リウマチや全身性エリテマトーデスなどの自己免疫疾患、ＩｇＡ腎症、ネフローゼ症候群、掌《しょう》蹠《せき》膿《のう》疱《ほう》症《しょう》、アトピー性皮膚炎、関節リウマチ、湿疹、乾癬、潰瘍性大腸炎などの「難病」と言われる病気は、慢性上咽頭炎が関連していることが多くみられます。これらは「原因不明で治りにくい病気」と言われ、根本的な治療方法がないので、ステロイドを処方されていることがあります。しかし、ステロイドは「症状を抑える薬」であり、病気の原因を治しているわけではありません。

またステロイドを飲み続けると、身体の免疫が落ちやすくなったり、骨粗鬆症を起こしやすくなったりします。

慢性上咽頭炎のチェックポイント

上咽頭は鼻の奥にあるので、一般のかたはもちろん、私たち歯科医師も直接見ることができません。もし上咽頭に慢性炎症があっても、上咽頭自体にはほとんど自覚症状が出ないので、患者さんに慢性上咽頭炎があることを説明しても、なかなかご理解いただけないことがあります。

ところが、慢性上咽頭炎の症状を持つかたを多くみるうちに、慢性上咽頭炎の患者さんには共通したチェックポイントがあることがわかってきました。当院では、このチェックポイントを確認することで、慢性上咽頭炎があるかどうかを判断しています。

チェックポイントは３ヵ所あります。

①目の下の頬の骨のふくらんだあたり（眼窩下孔）
②上顎の奥歯の頬側の骨のまわり（上顎結節周囲）
③耳の前の関節部のまわり（顎関節周囲）

これらは、患者さんご自身でも確認していただけます。

この３つのチェックポイントを押してみると、慢性上咽頭炎がある場合は、痛み（圧痛）がみられます。圧痛は、両側に見られることも、片側だけのこともあります。そこで、このチェックポイントを「**３つの圧痛点**」と読んでいます。

例えば、頭痛や肩こりがある場合、ここに圧痛があれば、慢性上咽頭炎が原因で起こっ

慢性上咽頭炎を見分ける３つの圧痛点

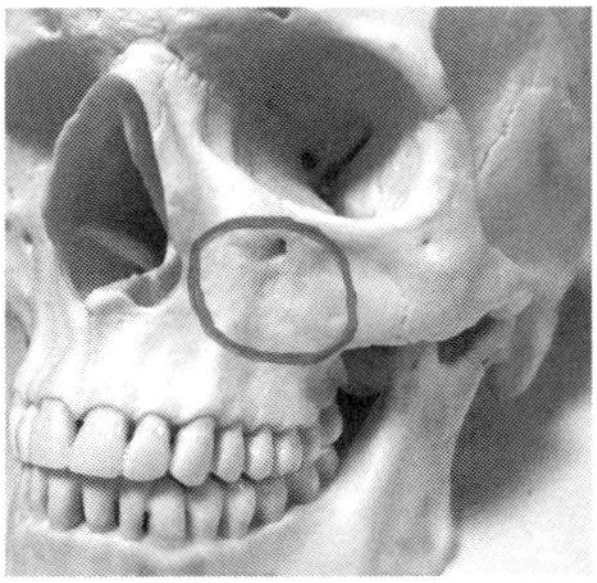

目の下の頬の骨の周辺

目の下の頬の骨のふくらみ

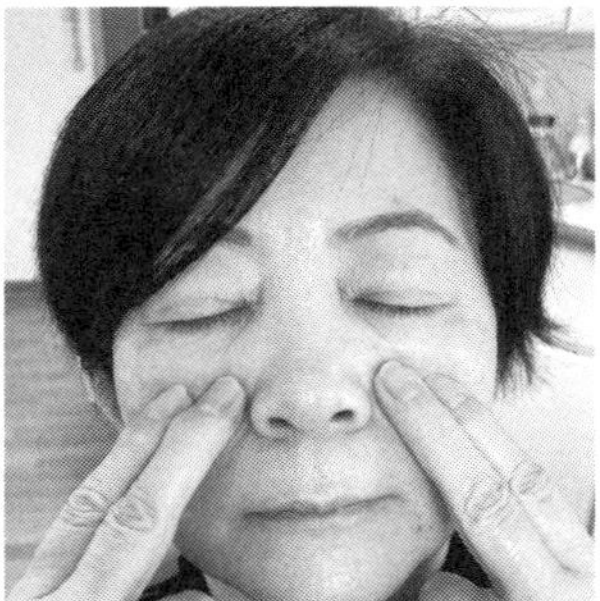

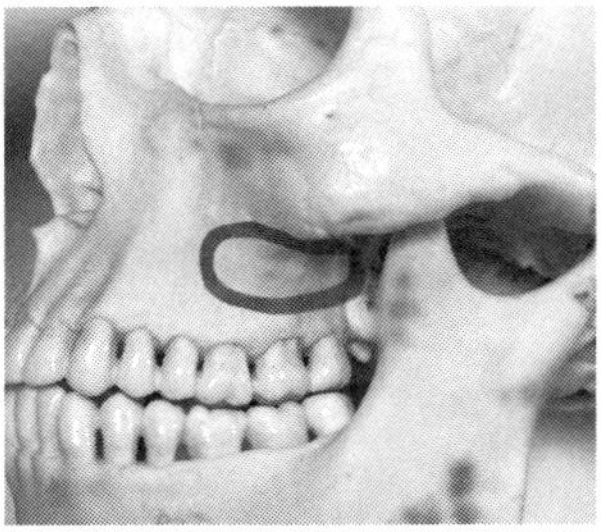

上の歯に沿って指を入れたときの上方の歯肉

上顎の奥歯の頬側の骨のまわり

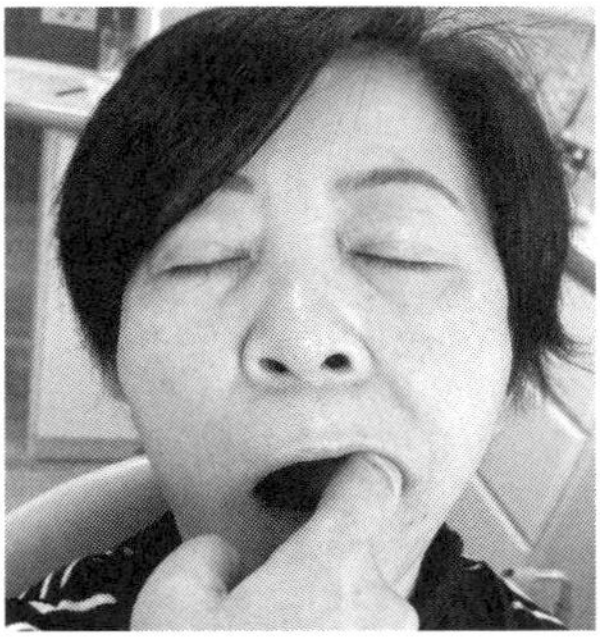

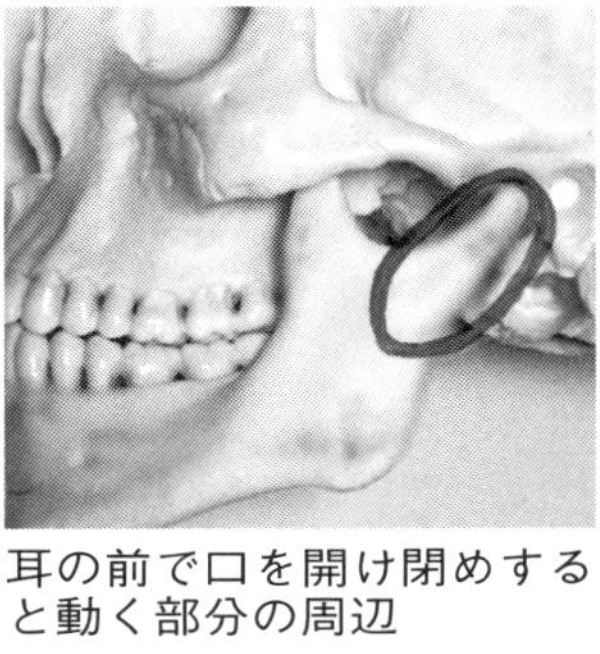

耳の前で口を開け閉めすると動く部分の周辺

顎関節のまわり

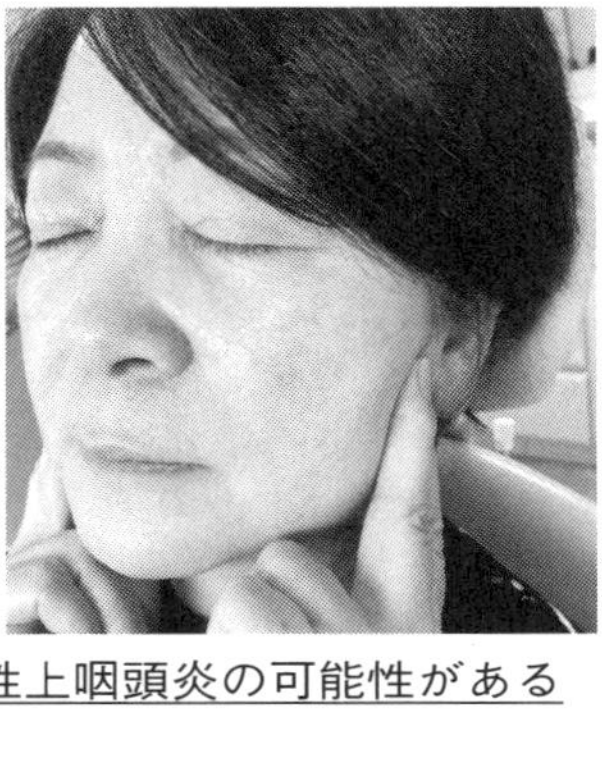

１ヵ所でも押すと痛む場合は慢性上咽頭炎の可能性がある

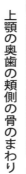

ている可能性があります。その際に、第４章で紹介する上咽頭の炎症を改善するためのセルフケアをやっていただくと、頭痛や肩こりが改善してきます。すると同時に、圧痛点の痛みも改善しています。

逆に、３つの圧痛点に全く痛みがない場合に起こっている頭痛や肩こりは、慢性上咽頭炎とは関係ないと考えられます。

また、慢性上咽頭炎から肩こりが起こっている場合、チェックポイントの圧痛の強い側に、肩こりがあるという特徴があります。慢性上咽頭炎があると、耳鳴りを起こすことがありますが、これも圧痛の強い側に耳鳴りが出ているケースが多くみられます。

左右どちらに圧痛が起こるかは、歯科で撮影するパントモ写真である程度判断することができます。パントモ写真には鼻の横の骨の空洞、副鼻腔も写っているのですが、この副鼻腔が白く曇っている側（炎症が起こっている側）に、圧痛が強くみられるという特徴があります。

この圧痛点の痛みは、慢性上咽頭炎が関連する症状がある人には強く出ることが多いと言えます。花粉症も同様です。花粉症のあるかたは、花粉症の季節でなくてもこの圧痛点に痛みを認めることがあります。また慢性上咽頭炎は、おなかの不調や過敏性腸症候群と関連があり、おなかに症状のあるかたにも圧痛があります。上咽頭の炎症が改善すると、おなかの不調もよくなり、圧痛も改善してきます。

この3つの圧痛点は、慢性上咽頭炎の炎症の程度やセルフケアの効果の確認にも応用しています。

慢性上咽頭炎は脳の視床下部の機能障害を起こす

慢性上咽頭炎は、脳の視床下部を含む、大脳辺縁系（情動や記憶、自律神経活動などに関連する）の機能障害を起こすと言われています。具体的には、慢性上咽頭炎があると、睡眠障害、全身の倦怠感、疲れやすい、疲れが取れない、めまいがする、気持ちが落ち込む、無気力になる、全身が痛む、関節が痛む、しびれる、足がつる、ムズムズ脚になる、過敏性腸症候群などを起こす、といった症状が現れることがあります。（71ページの表参照）
「視床下部」は性ホルモンの分泌にもかかわる部位です。慢性上咽頭炎があると、「生理不順」「月経前症候群（PMS）」などの性ホルモンに関連した症状を起こすことがあります。慢性上咽頭炎の治療法であるEATにより、「止まっていた生理が再開した」「PMS

の症状が楽になる」ということも起こります。

ただ現状では、慢性上咽頭炎は医学部では習わないので、慢性上咽頭炎から起こっている症状も「更年期障害、自律神経失調症」などと診断されている場合があると考えられます。そして患者さん自身も「治らないのはホルモンのせい」「体質だからしかたがない」「更年期が過ぎるまで我慢しよう」と、「自分ではどうしようもない不調」と考えて、あきらめていることが多いのです。

慢性上咽頭炎の人は大勢いる

慢性上咽頭炎はまだ広くは知られていませんが、実際には多くのかたが慢性上咽頭炎になっていると思われます。

日本人の10人に８人は、自分で気がつかずに口呼吸をしていて、上咽頭を乾燥させ、炎症を起こしていると考えられます。

コロナ禍以降、マスクの下で口呼吸をしている人が増えて、慢性上咽頭炎はさらに増えています。そのため、深刻な不調が出ないうちに口呼吸を改善して、不調の原因をなくしておくことが大切になります。

慢性上咽頭炎は男女ともに起こりますが、当院の患者さんのデータを見ると、女性のほうが慢性上咽頭炎の症状を持つかたが多い傾向がありました。

EATの代わりに症状を改善する「上咽頭ケア」

慢性上咽頭炎の治療には、上咽頭擦過療法：EATがありますが、EATを実施している医療機関は、全国に500ヵ所程度しかありません（EATを実施している医療機関は、日本病巣疾患研究会のサイトで紹介されています）。

私の患者さんでみていると、EATを受けなくても、これからご紹介していく簡単なセルフケア「上咽頭ケア」だけで、慢性上咽頭炎の症状が治まるかたがほとんどです。2024年10月現在、1000人以上の患者さんが「上咽頭ケア」をやっています。ほとんどのかたは、上咽頭ケアだけで症状が良くなっていて、EATまで必要だったのは7人ほどでした。

例えば、更年期症状として起こることの多い「めまい」が、「上咽頭ケア」で改善した

上咽頭擦過療法（ＥＡＴ）
（Ｂスポット療法）

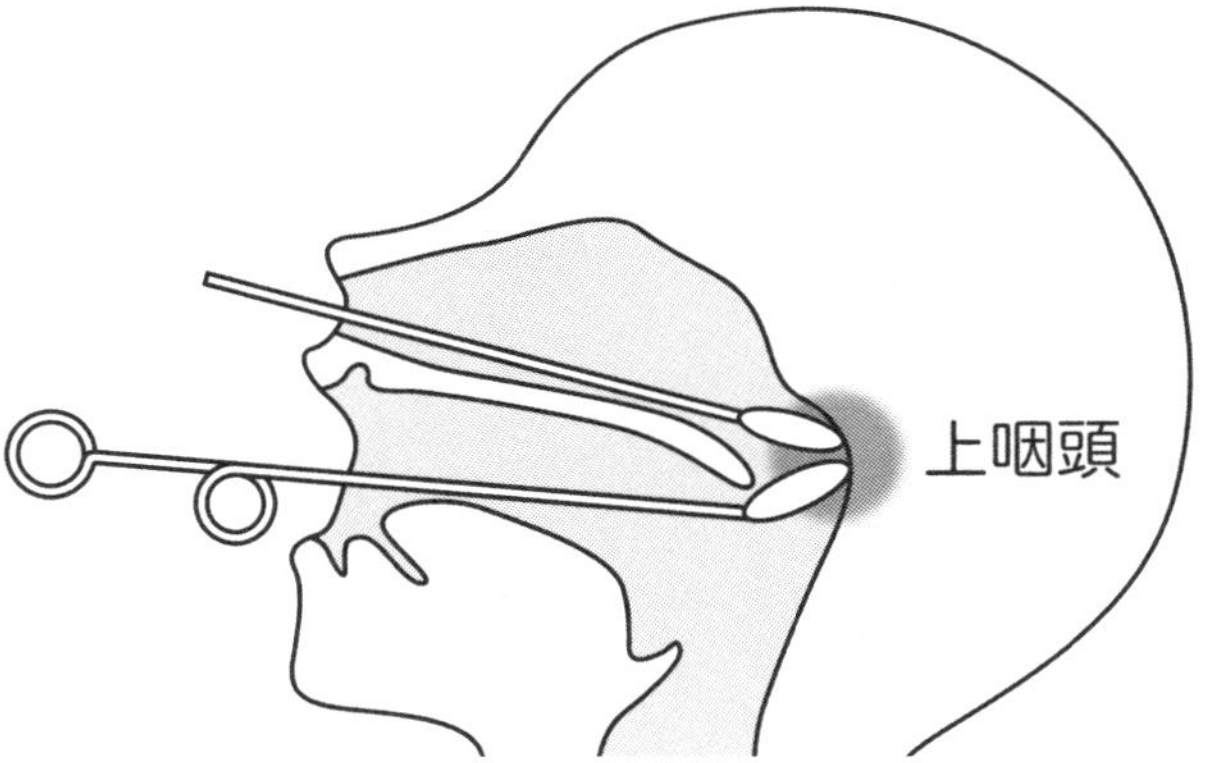

ＥＡＴでは鼻や口から器具を入れて上咽頭をこする（擦過）

患者さんは、私の歯科医院だけでも50人ほどいらっしゃいます。全て、歯の治療のために通院していた患者さんです。皆さん、共通していたのは「口呼吸をしている」「病院で薬を出されてもめまいをくり返していた」「３つの圧痛点に痛みがある」ということでした。長年続いていためまいも、コロナ禍で出るようになっためまいも「上咽頭ケア」でよくなっています。

ＥＡＴは大体、15～30回程度、通院する必要があると言われています。炎症がひどいうちは、ＥＡＴを受けると強い痛みが伴います。また、ＥＡＴはコロナ後遺症の治療に有効であることが知られて注目を集めているため、たとえ慢性上咽頭炎の症状があったとしても、すべてのかたがＥＡＴを受けられるとは限らないのです。

私の歯科医院の患者さんで、ＥＡＴが必要になったかたの場合、ＥＡＴとあわせて上咽頭ケアを行っていただくと、症状の改善が早くなっています。

慢性上咽頭炎が体に起こすさまざまな症状については、私も会員になっている日本病巣疾患研究会のサイト（欄外参照）で詳しく紹介されています。

日本病巣疾患研究会のホームページ

第4章　更年期の症状を改善させる上咽頭ケア

口呼吸から起こる不調を改善する3つのセルフケア・「上咽頭ケア」

それではこれから3つの簡単なセルフケア「上咽頭ケア」をご紹介していきます。上咽頭ケアには「口呼吸を鼻呼吸に変える」「上咽頭の炎症を改善する、予防する」という効果があります。

①あいうべ体操（口のまわりの筋肉や舌をきたえる体操）
②マウステーピング（寝ている時の口呼吸を予防する）
③上咽頭を洗浄する（生理食塩水、梅のエキスなど）

「あいうべ体操」「マウステーピング」は、口呼吸を予防して、身体に取り込む酸素を増やしてくれますし、口やのどの乾きを予防してくれます。

そして「マウステーピング」と「上咽頭洗浄」は上咽頭の炎症を改善し、予防もしてくれます。

私は、この３つのセルフケアを「上咽頭ケア」と呼んでいます。

私の歯科医院では、口呼吸障害から更年期症状が出ている患者さんには、まずは寝ている時の口呼吸を予防するため、「マウステーピング」から始めていただきます。

これだけでも頭痛や肩こりやめまいが改善するかたは多いのですが、症状が残る場合や、もう少し早く改善させたい場合は「マウステーピング＋生理食塩水での鼻うがい」をやっていただきます。

鼻うがいをお勧めするのは、昼間、鼻呼吸をしていても、鼻から吸いこんだホコリやPM２・５、花粉などが上咽頭にひっかかって、これが原因となって上咽頭に関連する症状を起こすことがあるからです。

この２つを２週間ほどやっていただき、症状や３つの圧痛点を確認しています。

その後も症状が残る時には、これに加えて、梅のエキスの洗浄液を使った上咽頭洗浄をお勧めしています。

ワクチン後遺症やコロナ後遺症にも、この３つのセルフケアはとても効果があります。

これらの患者さんの上咽頭を内視鏡で確認すると、ひどい炎症が起こっていることが多いのだそうです。上咽頭ケアはこの上咽頭の炎症を改善してくれます。

例えば私の患者さんでは、20人ほどが上咽頭ケアでコロナ後遺症が改善して、体調が元に戻っています。

新型コロナに感染した後、いつまでもせきが続いていたり、のどの奥の違和感や、タンのからみ、味覚・嗅覚障害、倦怠感、認知機能障害、皮膚症状、めまい、耳鳴りなどが残っている場合、まずは「3つの圧痛点」（74ページ参照）を確認してみます。

圧痛点に痛みがあれば、慢性上咽頭炎が起こっていると考えられます。その場合、上咽頭ケアをやっていただくと、2週間から1カ月ほどで、感染後に長引いていた症状が改善する例が多いのです。症状が改善すると同時に、圧痛点の痛みも改善しています。

患者さんの症状が改善する様子を見ていると、慢性上咽頭炎から起こっている体の不調が、いかに多いかがわかります。

それでは、この簡単なセルフケア「上咽頭ケア」を、順番に詳しく説明していきましょう。

①あいうべ体操

あいうべ体操は、口のまわりの筋肉や舌の筋肉を鍛えて、口呼吸を鼻呼吸に変えるための簡単な体操です。福岡県の内科医・今井《いまい》一彰《かずあき》先生が考案した体操で、全国の保育園や学校、介護施設などで取り入れられています。

やり方はとても簡単です。「あー・いー・うー・べー」の音にあわせて、口を大きく開けたり、ベロを前に出して動かす筋トレです。１日30回行います。とても簡単で道具もいらないので、いつでも、どこでもやることができます。年齢が上がってくると、口のまわりの筋肉や舌は弱くなり、これが口呼吸の原因になります。また感染予防のためのマスク生活で、口のまわりの筋肉が弱くなり、口呼吸をする人が増えてきています。

口呼吸を鼻呼吸に変えるためには「舌の位置」が大切です。

あなたの舌は、今、どこの位置にありますか？　舌は上あごの前歯の根元あたりにふれているのが正しい位置なのですが、口呼吸をしている人は、舌が上あごから離れて、下がって下の前歯の裏側にふれている（低位舌）ことが多いのです。

あいうべ体操を何回かくり返すと、「べー」と言い終わった後に、自然と舌が上あごにつくようになります。そして、毎日くり返すことで、舌の筋肉が強くなり、意識しなくても「舌が上あごにつく」ようになるのです。

あいうべ体操のやり方

❶**「あー」**と口を大きく開く

❷**「いー」**と口を大きく横に広げる

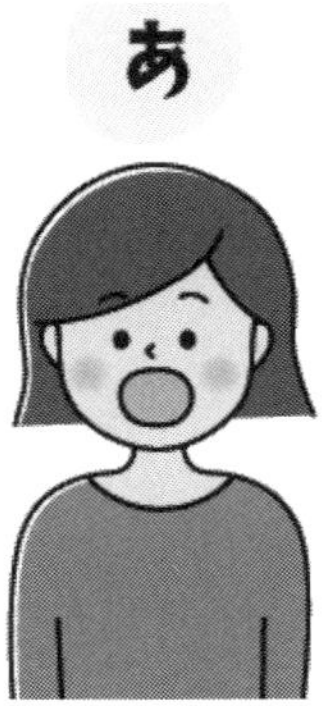

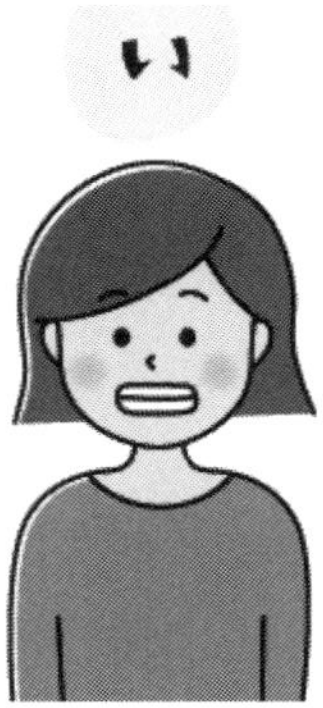

❸**「うー」**と口を強く前に突き出す

❹**「べー」**と舌を突き出して下に伸ばす

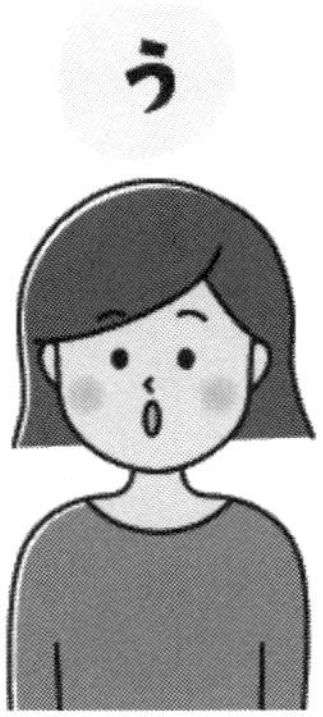

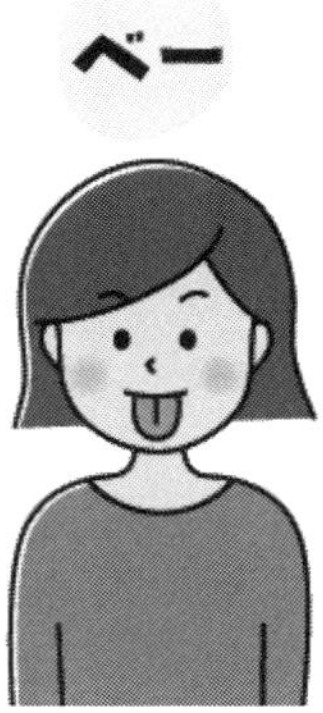

＊❶〜❹を 1 セットとし、1 日 30 セットを目安に毎日続ける。声は出しても出さなくてもよい

POINT
・大げさなくらい口を大きく動かす
・❶〜❹を 4 秒前後かけてゆっくり行う

ベロを鍛えてフレイル予防

「舌の力が弱くなると、その2年後に全身のフレイルが起こる」という論文を、岡山大学病院歯科・予防歯科部門の竹内倫子《たけうちのりこ》講師らが出しています。フレイルとは、年齢を重ねることで身体が衰えていく状態のことを言います。フレイルが進むと、歩きにくくなったり、介護が必要な状態になったりします。竹内講師は、「舌は運動することで鍛えられるので、これが全身のフレイル予防につながる」と論文の中で紹介しています。

舌が衰えると、口呼吸をしがちになります。鼻呼吸をするためには、舌が上あごについていないといけないのですが、今は舌の力が弱くなって下に下がってしまっている人が多いのです。この舌を簡単に鍛えるのが「あいうべ体操」なのです。

私の歯科医院では、あらゆる年齢のかたに、あいうべ体操に取り組んでいただいています。特に更年期以降、唾液が出にくいと感じるかたや、むせやすいかたにお勧めしています。年齢が上がるにつれ、「むせやすい、飲み込みにくい」「話がしづらくなった」と言うかたが増えますが、これは舌の力が衰えてきたサインなのです。

口呼吸障害から起こっている更年期症状を改善するため、またフレイル予防のためにも、あいうべ体操を毎日の習慣にしていただくといいでしょう。

正しい舌の位置とは？

あいうべ体操を毎日続けていると、だんだんと「舌が上あごにつく」という、正しい舌の位置になってくるのですが、まずは今からすぐに舌を正しい位置にもって行きましょう。

口呼吸をしている患者さんに、正しい舌の位置をお話すると「舌が上あごにつかない」とか「舌の位置が良くわからない」とおっしゃるかたが多いのです。そんな時には、いつでもどこでも、舌を正しい位置に持っていくコツをご紹介しています。

口を閉じて、唾《つば》をごっくんと飲み込んだ時、舌が最後につく位置が、「正しい舌の位置」になります。どうぞ、一度やってみてください。唾を飲み込んだ後に、舌が上あごにつくのがおわかりでしょうか？

このように舌が上あごについていると、「口呼吸にならない」のです。「口呼吸ができない」とも言えます。試しに、舌を上あごにつけて、口から息を吸ってみてください。口は

舌は上あごについているのが正しい位置

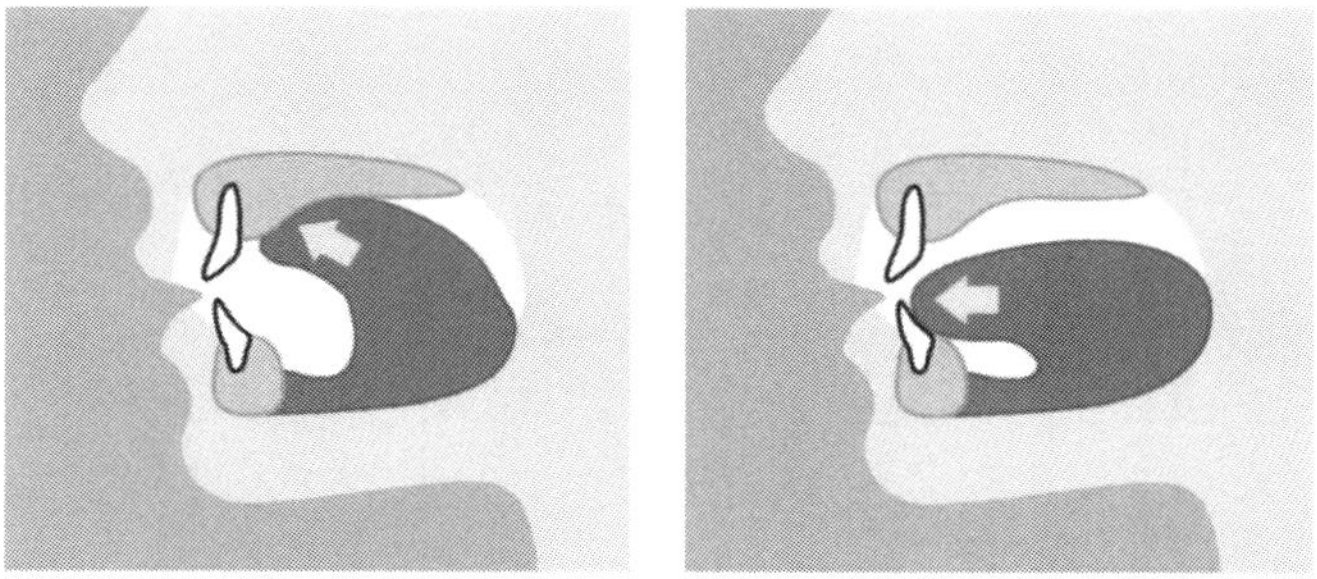

口を閉じて、唾を飲み込んだ時に舌がつく位置が正しい

開きますが、息を吸い込むことはできません。

ふだんから「鼻呼吸」をしているかたは、自然と舌が上あごについているのですが、口呼吸をしがちなかたは、舌が上あごから離れて、下のあごに落ちたままになります。

口呼吸をしているかたの舌を見ると、舌のふちに「歯形」がついていることが多いのですが、これも舌が下がっているから起こっていることです。「舌を噛みやすい」とか「舌に口内炎ができやすい」というかたも、口呼吸をして舌が下がっているので、この「唾をごっくん」の方法をお伝えしています。

②マウステーピング

ふだんは鼻呼吸をしている人でも、寝ている時には口やあごの力が抜けてしまうので、無意識に口呼吸をしてしまうことがあります。これを「簡単に、確実に」鼻呼吸にしてくれるのが、寝る時に口にテープを貼って寝る「マウステーピング」です。マウステーピングに使うテープのことを、私はマウステープと呼んでいます。マウステープは何を使ってもいいのですが、私の歯科医院では病院でも使われている「肌にやさしいタイプのサージカルテープ」をお勧めしています。

マウステーピングに使うテープは「朝まで取れない」ことが大切ですし、毎日使うので「肌が荒れない」というのも大切な条件になります。

マウステープは、縦に1本貼っていただくのが基本です。テープをそのまま貼っていただいても良いのですが「唇が荒れてしまう、むけてしまう」と言うかたもいるので、私の歯科医院では「唇に接着しない貼り方」をお勧めしています。

まず、鼻の下から下のあごまで貼れる長さでテープを1本、切ります。次にテープをもう一枚、1㎝程の長さに切り、長いテープの真ん中に接着面同士を合わせて貼ります。こうすると、上下の皮膚にだけテープが接着して、赤い唇には貼りつかなくなります。

テープの接着力が強すぎる場合は、腕などに何回か貼りつけて、接着力を落としていただいてもかまいません。

マウステーピングのやり方

用意するもの

・12ミリ前後の幅の医療用のテープ
　（サージカルテープや絆創膏など）
＊薬局で購入できる

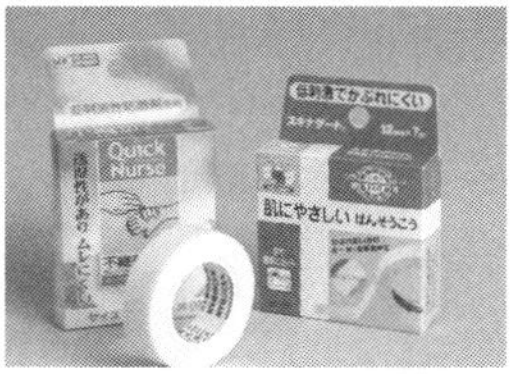

やり方

❶テープを5センチほどに切る
❷唇の中央に縦に貼ってそのまま寝る
＊強く貼る必要はない。朝起きたらテープをはがす

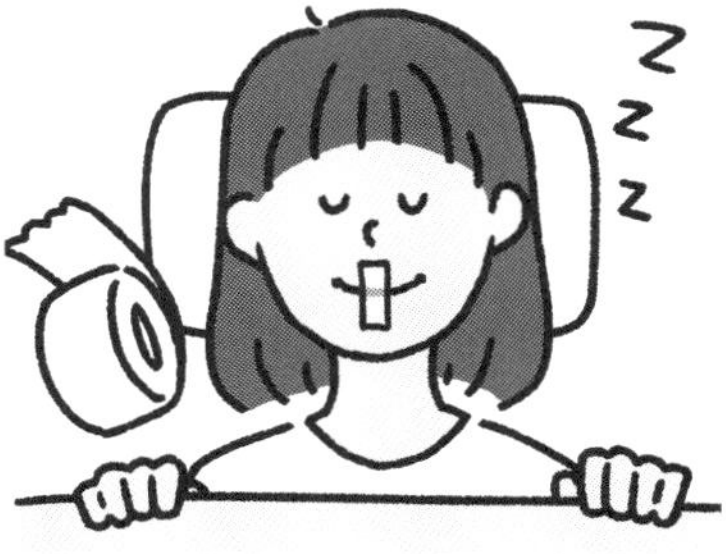

注意

・５歳未満の子供には行わない
・初回は起きている間に口にテープを貼って過ごし、呼吸に問題のないことを確認してから、就寝時に行うと安心
・肌が荒れやすい人は、貼る位置を少しずつずらすとよい

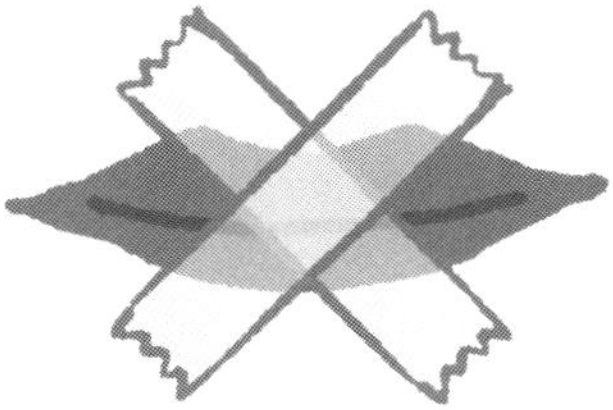

▲明らかに口が開いている人は、バッテンを描くように２本貼る

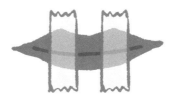

▲テープが１本だと横から空気がもれやすい人は、中央を空けて２本貼る

このマウステーピングについては、福岡県の内科医・今井一彰先生との共著「世界一簡単な驚きの健康法　マウステーピング（幻冬舎）」の中で詳しく紹介しています。本の出版後、今ではマウステーピングを取り入れる歯科医院も増えてきています。

口呼吸をすると鼻が通らなくなる

口呼吸をしてしまうかたにマウステーピングをお勧めすると、「私は鼻が詰まっているからできない」「鼻炎だから、テープを貼ったら息ができなくなる」と心配されることがあります。

私の歯科医院では、1000人以上の患者さんがマウステーピングを行っていますが、長年、鼻炎や副鼻腔炎で、鼻が通りにくかったかたでも、マウステーピングを行って、昼間の舌の位置を意識していただいていると、鼻が通るようになってきます。

もちろん最初は、ほとんどの患者さんからマウステーピングを行うことを断られました。「私は鼻炎だから無理！」とおっしゃるのです。

そんなかたには、まず試しに、鼻を上から片側ずつ押さえていただき、息ができるかどうかを確認していただきます。すると、両鼻が全く通らないというかたは、それほど多くありません。鼻炎のかたは、鼻は通りにくいかもしれませんが、全くふさがっているということはほとんどないのです。

鼻が通りにくいことが心配なかたは、寝る前に点鼻薬や鼻うがいをして鼻を通りやすくしてから、マウステーピングをしていただくといいでしょう。

マウステーピングでモーニングアタックも改善

鼻炎のかたは、朝起きた時から、くしゃみや鼻水がひどい「モーニングアタック」に悩まされていることがあります。

こんなかたにマウステーピングをやっていただくと、「朝起きたら、両鼻が通っていてびっくりした」ということも珍しくありません。そして「私は鼻炎だから、テープを貼って寝るのは無理！」と言っていた患者さんでも、皆さん、２週間もすると、朝起きた時から、かなり鼻の通りが良くなっているとおっしゃいます。私の歯科医院の患者さんで、マウステーピングを行って鼻が通らなかったかたはいないほどです。

「鼻は、使えば通るようになる」のです。逆に、口呼吸をして鼻を使わなければ「鼻は通らないまま」です。患者さんの中には、あまりにも長い間、鼻炎で鼻が通らなかったので、「生まれて初めて、こんなに鼻が通りました。鼻が通るってこういうことなんですね。いつも頭がすっきりしています」とおっしゃるかたもいました。

鼻は使えば通るようになる

スタンフォード大学のアン・カーニー医師は、長年、慢性的な鼻詰まりがあり、口呼吸をしていました。耳鼻科を受診しても、「薬を飲むか、手術をしなければ鼻炎は良くならない」と言われていたのです。そこでカーニー医師は、薬や手術ではなく、寝る時にマウステーピングを試してみたそうです。

テープを貼った最初の晩には、自分でテープをはぎ取ってしまいました。しかし、3日目以降になるとテープを取らなくなりました。その後もマウステーピングを続けると、6週間後には彼女の両鼻は開いて、鼻が詰まらなくなったのです。

この体験からカーニー医師は、今度は手術でのどに穴をあけて呼吸をする「気管切開」

を受けた患者さんの、鼻の穴の変化を観察してみることにしました。気管切開をすると、鼻から呼吸をすることはないので、鼻を使わなくなるのです。

するとと驚いたことに、気管切開を受けた患者さんは２ヵ月から2年の間に、完全に鼻腔《びくう》閉塞《へいそく》（鼻の穴がふさがる）をしてしまったのです。鼻は使えば通るようになりますが、使わないでいると、開いている必要がないので、ふさがってしまうのです。怖いですよね。

鼻の通りが良くなると、吸い込める酸素の量が増えます。逆に、いつも口呼吸をしていると、体内が慢性的な低酸素状態になり、血圧や血糖値が上がったり、睡眠の質が落ちたりするということも起こってきます。

また、睡眠障害は認知症のリスクになり得るという報告もあるので、鼻の通りは良くしておきたいですよね。

③上咽頭洗浄

上咽頭《じょういんとう》洗浄は、鼻から生理食塩水などを入れて上咽頭を洗浄し、上咽頭の炎症を改善するものです。上咽頭洗浄には、生理食塩水や梅のエキスの製品などが使われます。上咽頭洗浄は上咽頭の炎症を改善するためには、とても効果があります。継続することで、更年期障害だと思っていた、めまい、耳鳴り、頭痛、肩こりなどが比較的短期間で改善するかたが多いのです。これらの症状が良くなってくるのと同時に、3つの圧痛点の痛み（74ページ参照）も改善してきます。

鼻うがいは全然痛くありません

生理食塩水で上咽頭を洗う方法を、「鼻うがい」と言います。

私の歯科医院の患者さんをみていると、鼻うがいをすることで頭痛や肩こり、めまいなど、更年期に起こりがちな症状が早く改善するかたが多いと感じています。

ところが患者さんに「鼻うがい」をご紹介すると、ほとんどのかたが「えー、痛そう」とか「怖い、私には無理です」とおっしゃいます。

実は、私も自分で鼻うがいをやるまでは、そう思っていました。「痛そうだし、鼻を洗うことで、一体、どんな効果があるの？」と思っていたのです。「痛そう」というのは、あの「プールの中で鼻に水が入った時のツーンとした鼻の痛み」を、つい思い出してしまったからです。

でもこの鼻うがい、温めた塩水でやれば、全然痛くないのです。鼻うがいに使う塩水は、体液と同じ塩分濃度の生理食塩水なので、鼻にツーンとしみることはありません。

そして、私も思ってみなかったことですが、とても簡単にできる鼻うがいで、更年期障害の症状が良くなるかたは、とても多かったのです。

鼻うがいには、主に2つの効果があります。まずは、これまでお伝えしてきたように、「鼻を通りやすくして、鼻呼吸をしやすくする」ことです。鼻うがいは鼻や副鼻腔の汚れを取り除き、消毒してくれるので、鼻が通りやすくなります。

２番目の効果は、「鼻うがいの塩水が上咽頭を洗ってくれる」ことです。鼻うがいをすると、反対側の鼻の穴から塩水が流れて出てきます。そしてそれと同時に、のどの奥から口の中にも塩水が流れて出てきます。これが「上咽頭を洗って出てきた塩水」なのです。

生理食塩水で上咽頭を洗うと、上咽頭に起こっていた慢性炎症を改善することができます。慢性上咽頭炎はアレルギーや花粉症、めまい、肩こり、耳鳴り、皮膚の症状などを起こします。慢性上咽頭炎はコロナ後遺症や、ワクチン後遺症にも関連しているので、そんなかたが鼻うがいをすると、症状がよくなることが多いのです。

鼻うがいのやり方は？

鼻うがいにはいろいろなやり方がありますが、まずは簡単な方法をご紹介します。今は誰でも使いやすい鼻うがいのキット（商品名・サイナスリンク〈ニールメッド〉、フロー・サイナスケア〈モリタ〉など）があるので、私の歯科医院では、まずはこのキットを患者さんに使っていただいています。

キットについているボトルの中に、ぬるま湯を入れて、一回分ずつ分けられて袋に入っている鼻うがいの粉（塩）を溶かします。すると、鼻にしみない濃度の鼻うがい液が用意できます。

鼻うがいのやり方は簡単です。まずは洗面台で、下を向き、口を開けます。鼻うがいのボトルの口を、片方の鼻の穴にぴったりと当てます。ボトルを軽く押すと、塩水が押し出されて鼻に入り、反対の鼻の穴からぴゅーと塩水が流れ出てきます。これが全然、痛くないのです。そして今度は、反対の鼻にも行います。これを交互にくり返すだけです。

鼻うがいをして、反対の鼻から塩水が出てくるのと同時に、口の中にも塩水が流れてく

鼻うがいのやり方

用意するもの

・洗浄液を入れる容器
（先端が細くなっているドレッシング容器など）
＊薬局や通信販売などで、鼻洗浄用の器具を購入してもよい
・ぬるま湯…１ℓ　・塩…９ｇ　・重曹…0.5ｇ

洗浄液の作り方

・ぬるま湯に塩と重曹を加え、よく混ぜて溶かす
・１ℓで４回分。作ったら常温で保管し、使う前に軽く温める
２日くらいで使い切る

やり方

❶洗面台で顔を突き出し、あごを引いて、洗浄液を入れた容器を片方の鼻に当てる
❷「あー」と声を出しながら、ボトルを押して水を出し、鼻腔内を洗う。このとき、口からではなく、もう片方の鼻から出すことを意識する。反対側の鼻の穴でも同様に行う

＊鼻から出すのが難しい場合は、口から出してもＯＫ

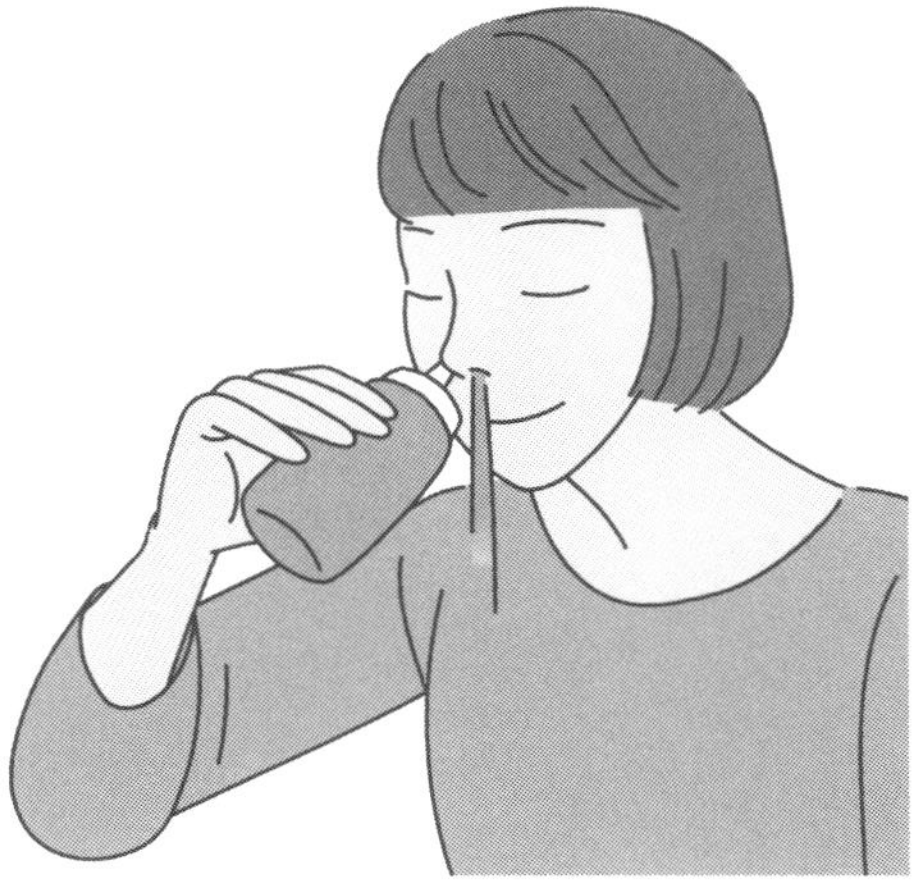

れば、上咽頭がうまく洗えています。

のどの奥から口の中に流れ出てきた塩水は、そのまま口から吐き出してください。少しくらいなら、飲んでも大丈夫です。

ボトルの液を全部使ったら、軽く鼻をかんでください。強く鼻をかむ必要はありません。鼻うがいをして、しばらくしてから頭を傾けると、鼻の奥から鼻うがいの液が流れ出てくることがあります。これは副鼻腔に入った液が頭を傾けたことで出てきたものなので、軽くティッシュでふき取ってください。

細菌やウィルスを洗い流してくれる鼻うがい

鼻うがいには「上咽頭の炎症を抑える」ほかにも、もう一つ重要な効果があります。「細菌やウィルスを洗い流してくれる」という効果です。

鼻うがいで使うのは、体液と同じ濃度の生理食塩水ですが、この生理食塩水は鼻の中に入ると「次亜塩素酸水」に変わります。次亜塩素酸水には消毒作用があり、細菌やウィルスを洗い流してくれます。次亜塩素酸水はほかの消毒薬と違い、身体に入ると水に変わるので、粘膜についても全く害がありません。鼻うがいをすると、鼻炎や副鼻腔炎が改善するのは、この次亜塩素酸水の効果もあるのです。

２０２０年、新型コロナウィルス感染症が始まった時、全国的に消毒用アルコールが不足した時期がありました。その時に消毒用アルコールの代わりに使われたのが、この次亜塩素酸水です。次亜塩素酸水は塩水を電気分解して作るので、成分は塩水と同じです。

コロナ後遺症にも効果がある鼻うがい

鼻うがいは、コロナウィルスに感染した時に上咽頭で増殖したウィルスを洗い流したり、コロナ後遺症のかたの症状改善にも効果を示したりします。新型コロナウィルス感染症では、身体の外から入り込んだウィルスは上咽頭について、そこで増える（増殖）ことで感染が始まります。上咽頭は、新型コロナウィルスが増殖する場所でもあるのです。上咽頭にウィルスが付着したら、すぐに感染が始まるわけではなく、感染が始まるまでには「潜伏期」があります。

潜伏期の日数はウィルスの型によって違うのですが、理論的には、「この潜伏期の間に、上咽頭のウィルスを洗い流す」ことが、感染予防につながるとも考えることができます。新型コロナウィルスは、もともとあった風邪のウィルスである「コロナウィルス」の1種です。「鼻うがいをすると、コロナウィルスの感染が減った」という論文があります。

また、もし新型コロナウィルスに感染したとしても、鼻うがいは有効です。ウィルスは上咽頭で増殖するので、感染したらすぐに、一日に何度も鼻うがいをすることで、増殖したウィルスを洗い流すことができます。新型コロナウィルスに感染した時に鼻うがいをすると、重症化のリスクが減るということもわかってきて、こちらも論文で紹介されています。

上咽頭でウィルスが増殖すると、慢性上咽頭炎がひどくなり、後遺症のリスクを上げてしまう可能性があります。コロナ後遺症のかたの上咽頭を内視鏡で見ると、ほとんどのケースでひどい慢性上咽頭炎が起こっているそうです。ウィルスに感染したら鼻うがいを行い、上咽頭でウィルスが増えるのを予防することが、後遺症の予防にもつながる可能性があります。

なお、急性中耳炎、滲出性中耳炎、誤嚥を起こしやすいかた、鼻水に膿が多いかた、声にまひのあるかたなどは、鼻うがいは避けてください。

鼻うがいを強くやると、耳にツーンと来るかたがいます。鼻うがいは強くやらなくても大丈夫です。生理食塩水は上咽頭にふれるだけでも十分効果があります。

上咽頭洗浄に梅のエキスが役に立つ

古くから炎症を抑えることが知られている梅のエキスも、上咽頭洗浄に使われます。梅のエキスといっても、ご自分で作ったものは細菌感染のリスクがあるので、上咽頭の洗浄用に製造されたものをお使いになるとよいでしょう（商品名・ミサトール　リノローション〈アダバイオ〉など）。

梅のエキスには、①抗ウィルス作用、②炎症性サイトカイン抑制作用、③好中球の細胞死誘導作用などがあることがわかってきていています。

「梅のエキス」と聞くと「酸っぱいから、しみそう！」と思われるかもしれませんが、梅のエキスの製品は上咽頭に使っても痛みが出ないように調整されています。ただし、上咽頭に炎症があると、この梅のエキスがしみることがあります。マウステーピングや生理食塩水の鼻うがいとあわせて、梅のエキスの製品で上咽頭を洗浄すると、炎症が治まりしみなくなってきます。それに伴って、３つの圧痛点の痛みや、慢性上咽頭炎からきていた症状も改善してきます。

私の歯科医院の患者さんで、上咽頭ケアで改善した症状には次のようなものがあります。

非定型歯痛（歯には原因がないのに、歯の痛みや知覚過敏を起こすもの）
副鼻腔炎（歯科では、上顎洞炎と呼びます）
顎関節症・三叉神経痛
頭痛、肩こり、首・背中の痛み
めまい、耳鳴り
アトピー性皮膚炎、掌蹠膿疱症、じんましん、乾癬、湿疹など
コロナワクチン後遺症（皮膚症状、首・肩・背中の痛み、味覚・嗅覚障害、めまいなど）
ワクチン接種時の副症状の予防
コロナ後遺症（せき、タン、味覚障害、めまい、耳鳴り、皮膚症状、認知機能障害など）

第5章　めまい、耳鳴りの壁

「更年期障害」と「口呼吸障害」の違い

第5章の最初に、ここまで本書でお伝えしてきたことをまとめたいと思います。

一般には

◎女性も男性も更年期に不調が現れやすいこと

◎それがひどくなると、更年期障害とよばれること

◎その原因は、主にホルモンのバランスの乱れによるとされていること

と言われています。

この、**更年期になると、私たちに立ちふさがる不調のことを、「更年期の壁」**と呼んでいます。

本書では、**「更年期障害と呼ばれている症状の中には、口呼吸が原因で起こる『口呼吸障害』があるのではないか」**との考えに基づき、

◎口呼吸がなぜ悪いのか

◎口呼吸は「慢性上咽頭炎」を招く↓この慢性上咽頭炎が多くの症状を招く

ことを明らかにしてきました。さらに、慢性上咽頭炎があると、**「3つの圧痛点」**に圧痛（押した時の痛み）がみられることや、口呼吸を防ぐための**「3つの上咽頭ケア」**もご紹介しました。

第5章からは、上咽頭ケアをすることによって、更年期障害をはじめとする症状を改善できた人たちの実例を紹介していきます。

ただし「更年期障害と考えられる症状」が出ているかたの中には、実は別の病気が隠れていて、そのために症状が出ていることがあります。マウステーピング・鼻うがいなどの上咽頭ケアを2週間ほどやってみて、全く症状が変わらなかったら、それは口呼吸障害ではなく、別の原因から来ている可能性があります。

では最初は、口呼吸障害のうち、悩む人が多い「めまい」についてお話したいと思います。

更年期を過ぎても続くめまいは「口呼吸障害」の可能性がある

めまいは、更年期障害でよく起こる症状の一つです。それまでめまいを感じたことがなかった人が、ある日突然めまいを起こします。なかには、吐くほどのひどいめまいが出るかたもいるようです。めまいが起こると脳神経外科や耳鼻咽喉科を受診することが多いのですが、ＭＲＩやＣＴを撮っても原因がわかりません。このように、更年期に起こり、なかなか良くならないめまいは、「更年期障害ですね」と言われてしまうことが多いようです。

このなかには、「良性発作性頭位めまい症」「メニエール病」「耳の中の石が動いた」などと診断されているかたもいます。ところが薬を飲んでもなかなかめまいが良くならず、その後もたびたびめまいをくり返すケースも多いのです。

このようなかたが、「どうしてもめまいが良くならない」と言って、再度、耳鼻科にかかると「特に原因も見当たらないのに、めまいをくり返すのはおかしい、これは、メンタルになにか異常があると思います」と言われ、心療内科を紹介されてしまうこともあるようです。しかし、心療内科にかかってもこのめまいは良くならないことが多いようです。

このように原因がわからず、薬を飲んでもたびたびくり返すめまいは、口呼吸による「慢性上咽頭炎」（＝口呼吸障害）が原因で起こっていることがあります。この場合、「３つの圧痛点」を押してみると痛みのあることが多いので、マウステーピングをはじめとする「上咽頭ケア」をやることをお勧めします。すると、めまいが出なくなると同時に、「３つの圧痛点」の痛みも和らいできます。

私の歯科医院では、上咽頭ケアをお勧めして、めまいが出なくなるケースは珍しくありません。皆さん、めまいをくり返していた時にはとても暗い顔をしているのですが、めまいが出なくなると、まるで別人のように顔の表情がにこやかになるのです。

最初は、更年期に始まっためまいが、70代になっても続いていたケースをご紹介します。

改善ケース5　めまい、高血圧：70代・女性

このかたは、私が見てきた中で、一番ひどいめまいがありました。ちょうど更年期のころから20年以上、毎年くり返しめまいを起こしていたそうです。普通の薬が効かないのでステロイドを処方されていましたが、それでもひどいめまいは出ていたそうです。また、毎年秋になると血圧が上がるなど、一年中、体調不良が続いていました。それがマウステーピングを行うようになったら、めまいが全く出なくなったのです。そして秋になっても血圧が上がらず、安定したままでした。ステロイドも、降圧剤も必要なくなりました。夜もしっかり眠れるそうです。何よりも、このかたの表情が別人のように明るくなったのが喜ばしいことでした。

このかたは、「私はマウステーピングで人生を救われました」と、いつもおっしゃっています。

「更年期障害は、更年期が過ぎると終わる」とも言われています。しかし、実際にはこのかたのように、「更年期から始まった症状が更年期を過ぎても続いている」かたがたくさんいます。「口呼吸障害」が原因の症状は、女性ホルモンとは関係なく起こっているので、更年期の時期を過ぎても不調が続くことがあります。

改善ケース6　めまい、ドライマウス：50代・女性

50代の看護師さんは、突然、激しいめまいが出るようになりました。ひどい時には、吐くほどのめまいがありましたが、更年期の年齢だったので「更年期障害が出た」と思い我慢していたそうです。ちょうど、歯のクリーニングに来た時にそんなお話を聞いたので、早速、3つの圧痛点を確認してみたところ、痛みがありました。慢性上咽頭炎でめまいが起こっていると考えられたので、マウステーピングと鼻うがいを始めてもらいました。すると2週間もしないうちに、このかたのひどいめまいは出なくな

りました。コロナが始まった2年目以降から、このかたのようにめまいや体調不良を起こすケースが増えてきました。感染予防のためのマスク生活で、口呼吸が増えてきたためだと思います。

改善ケース7　くり返すめまい：60代・女性

長年めまいをくり返していた60代の女性がいました。毎日めまいを予防する薬を飲んでいましたが、それでも年に何回かめまいを起こし、病院で点滴をしてもらっていました。ところが、マウステーピングを始めてからは一度もめまいが起こっていません。今では、毎日飲んでいためまいの薬も必要なくなっています。

改善ケース8　突発性難聴、めまい、耳鳴り、うつ傾向、高血圧：50代・女性

突然、突発性難聴が起こり、めまい、耳鳴り、気持ちの落ち込み、うつ症状で心療内科にかかり、仕事にも通えず、丸1年の間、家に引きこもっていた50代の女性がいました。「突発性難聴の治療のためにステロイドが出され、それが引き金となり、体調不良が続いていました」とおっしゃっていました、一年たって彼女の身体はなんと

か回復してきましたが、それでもまだめまいや耳鳴りは続いていました。

3つの圧痛点を確認すると痛みがあったので、彼女にマウステーピングと鼻うがいやってもらったところ、間もなくめまいと耳鳴りは改善し、圧痛も消えました。高かった血圧も安定して、今では薬も使わずにすっかり元の生活を送ることができています。


たくさんあった彼女の不調は「口呼吸障害」だったと考えられます。口呼吸をしていると、慢性上咽頭炎を起こし、自律神経が乱れて、めまいや耳鳴りを起こしたり、うつ傾向になることがあります。もしこのかたが最初に症状が出た時に、この本の中で紹介しているアドバイスを伝えることができたら、彼女は一年もかからずに、もっと早く元気になっていたのではないかと思うと、とても残念です。

そんな経験もあり、口呼吸をしがちな患者さんには、積極的にマウステーピングを勧めるようになりました。

コロナのパンデミック以降、増えている「原因不明のめまい」

２０２０年以降、年齢を問わず、めまいや耳鳴りを起こすかたが増えてきました。耳鼻科に行っても原因がわからず、それでも吐くほどのめまいに苦しんでいるかたを何人も見てきました。私は、この「めまいや耳鳴り」が増えたのは、「慢性上咽頭炎が増えたから」だと考えています。

私が見ていると、たびたびめまいを起こしやすい患者さんは、いつも辛そうな暗いお顔をしています。そしてめまいの他にも「頭痛、肩こり、不眠、イライラ、身体のかゆみ」など、慢性上咽頭炎から来ると思われる不調を、いくつも同時に持っているかたが多いのです。

高齢者の治療を専門になさっている、ある精神科のドクターが「年寄りのめまいはどうしようもない」と話していました。この「どうしようもない」というのは、原因もわからず、なかなか良くならないので、「治療のしようがない」という意味です。

ところが、私が今まで見てきた患者さんでは、たとえ高齢者だとしても、「口呼吸が招く慢性上咽頭炎から来るめまい」(口呼吸障害によるめまい)を起こしているかたがいます。そのため、「原因のないめまい」の場合は、まずは「口呼吸」や「慢性上咽頭炎」の視点からアプローチしてみると、改善する場合が多いのです。

改善ケース9　コロナ禍以降に始まっためまい：50代・女性

コロナのパンデミック以降に、めまいが出るようになった患者さんがいました。耳鼻科医からは「原因がわからない」「最近、こういうめまいが増えている」と言われたそうです。「こういうめまい」というのは「原因がないのにくり返すめまい」のこと。耳鼻科医も「めまいの患者さんが増えている」と感じていたようです。このかたにマウステーピングと鼻うがいをお勧めすると、間もなくめまいが出なくなりました。

このように、マスク生活の影響で口呼吸をするようになったかたが慢性上咽頭炎になり、めまいや耳鳴りを起こすケースが増えています。病院に行っても、「慢性上咽頭炎がめまいを起こす」ことをご存じの医師が少ないので、「最近、こういう原因不明のめまいが増えている」と言われてしまうのでしょう。実際、慢性上咽頭炎に注目して診断、治療をする医師は、全国で500人ほどしかいらっしゃいません。

その結果、多くのかたが不定愁訴（原因もないのに症状を訴えること）扱いされて、心療内科や精神科を紹介されてしまうのです。けれども、これは「うつ」や「更年期障害」「自律神経失調症」ではなく、「口呼吸障害」なので、いくら薬を飲んでも良くなることは期待できません。

私の実感では、このめまいはコロナのパンデミックが始まって2年目くらいから増えてきています。もちろん、当院は歯科医院なので、「めまいがある」と言って受診されるわけではありません。歯の治療にいらしたかたに話を伺うと、めまいのあるかたが増えていたのです。ひどいめまいで仕事を休むかたや、吐くほどのめまいに苦しんでいるかたもいました。そんなかたには、すぐにマウステープなどの上咽頭ケアをやっていただくと、早いかたでは3日、ほとんどの場合には1〜2週間でめまいが出なくなることが多いので、とても喜んでいただいています。

改善ケース10　コロナ以降のめまい：80代・女性

コロナにかかって以降、めまいが出るようになった80代の女性の例です。彼女は病院でもめまいの原因がわからず、「認知症から来るめまい」と言われていました。このかたはマウステーピングと鼻うがいを2週間ほど続けたところ、めまいやふらつきがなくなりました。

慢性上咽頭炎からくるめまいの存在が、多くの医師に知られていないため、「認知症」と診断されてしまったのでしょう。

上咽頭ケアで、めまいが出なくなった患者さんは言っていました。「あの吐くほどのめまいは、決して気のせいではないと思っていた。それなのに、気持ちの問題だ、メンタルのせいだと言われて、本当に辛かった」と。こんなケースを何例も見ていると、本当に患者さんがお気の毒に思えます。こんな悲しくて、不幸なことはないと思います。

口呼吸障害は、めまいの他に、耳鳴りも起こすことがあります。これは、更年期世代だけに起こっているわけではないようです。高齢者はもちろんのこと、若い世代にも見受けられます。ある中学生が、「コロナが始まってマスクを着けるようになったら、耳鳴りがするようになった」と言っていました。年齢を問わず、口呼吸をすることが慢性上咽頭炎の症状を引き起こしているのでしょう。

改善ケース11　コロナ禍以降のめまい：80代・男性

80代の男性が、歯の治療で受診してきました。お薬手帳を見ると、めまいを抑える薬を処方されています。詳しくお聞きすると「突然、吐くほどのめまいが出て、救急車で脳神経外科に運ばれた。ところが脳神経外科でも耳鼻科でも、結局、めまいの原因はわからなかった」とおっしゃるのです。「病院で出された『めまいの薬』を飲んでいるが、それでもめまいが出ている」とおっしゃっていました。

早速、このかたにもマウステーピングをお勧めしました。すると、間もなくめまいは出なくなりました。コロナ禍以降、めまいを起こすかたは増えていますが、この男性のめまいも、マスク生活による口呼吸で起こるようになったのではないかと考えました。

私の歯科医院の患者さんだけでも、突然ひどいめまいが出て、救急車で運ばれたかたが5人もいらっしゃいます。これらのケースでは、脳神経外科でも、耳鼻科でもめまいの原因はわかりませんでしたが、どのかたも上咽頭ケアでめまいが出なくなっています。

コロナのパンデミック以降、睡眠障害にお悩みのかたも増えているとの報道がありますが、これも口呼吸や慢性上咽頭炎が関連していると考えています。

第6章　睡眠障害、無呼吸、いびき、夜間頻尿の壁

更年期になると睡眠障害が増える

更年期になると、睡眠に関するお悩みが出てくるかたは多いようです。

・寝つけない
・眠りが浅くて、すぐに目が覚めてしまう
・夜中に何度も起きてしまう
・朝、すっきり起きられない
・寝て起きても、疲れが取れていない
・昼間、突然眠くなる

いわゆる「睡眠障害」ですね。新聞や雑誌には、この睡眠障害を改善するためのサプリメントや、漢方薬の広告がたくさん載っています。それだけ、睡眠にお悩みのかたが多いということでしょう。どうしても眠れないかたは、病院で睡眠導入剤を処方してもらって飲んでいるようですが、それでも夜中に起きてしまうかたがいるのです。

マウステーピングで体に取り込む酸素が増える

「女性は不眠症が多い」という統計データがあります。対象者は更年期世代だけではないのですが、２００９年に日本大学医学部精神医学系主任教授の内山真教授が20歳以上の成人２５５９人を調査したところ、「なかなか寝つけない入眠困難」は男性５・５％、女性16・４％、「夜中に目が覚めてしまう中途覚醒」は男性13・４％、女性16・６％、朝早く目が覚める早朝覚醒は男性５・３％、女性５・０％にみられることがわかったそうです。

入眠困難、中途覚醒、早朝覚醒のいずれかの不眠の症状がある人は男性で17・０％、女性では20・３％にみられたそうです。男女ともに、約２割のかたがなんらかの睡眠障害を抱えているとわかったのです。そして、２０２０年から始まった新型コロナウィルスのパンデミック以降、睡眠障害になるかたがさらに増えています。これは、コロナの感染に対する不安や生活環境の変化、ストレスなどによると言われています。

この睡眠障害は、寝る時のマウステーピングで改善するかたがとても多いのです。「口にテープを貼っただけで眠れるようになるの？信じられない」と不思議に思われるかもしれません。

口呼吸をすると身体に入る酸素が10％以上も減り、身体の中の血中酸素飽和度が下がります。すると寝つきが悪くなったり、浅い眠りになったり、夜中に何度も目が覚めたりする睡眠障害が起こってきます。また、夜間頻尿の原因にもなります。

マウステーピングを行うと鼻呼吸になり、身体に取り込める酸素が正常になります。すると、「寝つきが良くなった」「眠りが深くなった」「夜中に起きなくなった」「朝の目覚めが良い」「昼間の眠気がなくなった」「夜のトイレ通いの回数が減った」とおっしゃるかたが多いのです。マウステーピングのすごいところは、貼って寝たその晩から効果を感じるかたが多いということです。睡眠導入剤を飲んでいる女性は多いのですが、マウステーピングを行うようになったら、その晩からよく眠れるようになったので、薬がいらなくなるかたもいらっしゃいます。

まるで催眠術にかかったように寝つきが良くなった

改善ケース12　睡眠障害、夜間頻尿、便秘：40代・女性歯科の治療で来院した40代の女性は、夜ベッドに入っても2時間は寝つけなかったそうです。そしてやっと寝たと思っても、夜中に4回もトイレに起きていたとのこと。口が乾燥気味だったので、寝ている時に口呼吸をしていると考えて、マウステーピングをお勧めしました。すると、２週間後に受診した時には「マウステーピングをするようになったら、まるで催眠術にかかったかのように、寝つきが良くなったんです。そして、夜、４回も起きていたのに、今は、朝までトイレに起きなくなりました」とおっしゃっていました。

寝ている時の口呼吸のせいで、40代なのに、夜間頻尿になっていたんですね。そしてこのかたは同時に、「お通じが良くなった」そうです。

口呼吸をすると、のどの奥が乾燥して慢性上咽炎を起こすことがあります。慢性上咽頭炎は、自律神経を乱して、腸のバランスを崩し、過敏性腸症候群などを起こすことが良くあります。このかたは、ひどい便秘で3日はお通じがないのが普通だったのに、「マウステーピングを行うようになって、毎日お通じがある」とおっしゃっていました。もちろん口の中も乾燥しなくなり、歯肉の状態も良くなっています。

夜間頻尿が原因の睡眠障害も数多い

改善ケース12のかたのように、夜中に何度もトイレに起きてしまう夜間頻尿が睡眠障害の原因になっていることがあります。本来は、夜寝たら朝まで一度も目を覚まさないのが正常なのですが、夜中に何度もトイレに起きる「夜間頻尿」でお困りのかたは多いのです。日本排尿機能学会によると、40代以上のうち４５００万人が「夜1回以上起きている夜間頻尿」があるとのことです。

更年期の時期にトイレの回数が増える原因は、「膀胱が硬くなるから」「過活動膀胱」「膀胱が尿をためにくくなるから」などと言われています。一方で、口呼吸で身体に入る酸素が少なくなることで、頻尿が起こっているケースも多いのです。

夜間頻尿だと夜中にトイレに行きたくなって、目が覚めてしまいます。寝ぼけながら、トイレに行き、さあ寝ようと思っても、今度はなかなか寝つけなくなります。ちょっとうとうとしたと思ったら、またトイレに行きたくなる。一晩中、そんなことをくり返した結果、睡眠障害になってしまうのです。

私の歯科医院の患者さんの中には、夜7回もトイレに起きていた男性が何人もいましたし、40代で、夜6回もトイレに起きていた女性もいました。当然、皆さん、慢性的な睡眠不足になり、いつも疲労感が抜けずに、イライラしがちになっていました。

そんなかたがマウステーピングを行うと、トイレの回数が減ります。私の歯科医院の患者さんだけでも、２００人以上の夜間頻尿が改善しています。

最近、私の歯科医院では、患者さんが口呼吸をしているかどうかを確認するのに「夜は何回トイレに起きていますか?」とお伺いしています。「トイレの回数が多い」のは、口呼吸をしているサインであることが多いからです。「トイレの回数」を聞く歯科医師はちょっと変かもしれませんが、これが口呼吸を見つけるのにはかなり有効なのです。

マウステーピングで夜間頻尿が改善する理由

なぜ、マウステーピングを行うと夜間頻尿が改善するのでしょうか?

寝ている時に口呼吸をすると、吸い込める空気が減ってしまうので、体内の酸素の濃度、血中酸素飽和度が下がります。すると、脳は身体の中の低酸素を感じて、身体に酸素を増やすために、身体を回る血液の量を増やします。すると、今度は増えすぎた血液が心臓に負担をかけるようになるので、血液から尿をつくり、身体の外に水分を出そうとするのです。

逆に、マウステープを貼って寝ると、身体に取り込まれる酸素が正常になってきます。するとトイレの回数が減るのです。トイレの回数が増えるのは、脳の低酸素状態を現しているとも言えます。

男性の場合は、年齢が上がってくると前立腺肥大が起こり、膀胱を圧迫するため「夜間頻尿」になると言われています。ところが、前立腺肥大の治療を受けている人でも、マウステーピングを行うと、トイレの回数が減り、「よく眠れるようになった」と喜ばれるケースがあります。

改善ケース13　睡眠障害、血圧安定：60代・女性

60代の女性は、マウステーピングを行うようになったら、「夜、雷が鳴ったのも気がつかないほど、深く眠れるようになった」とおっしゃっています。このかたは、2年ほどマウステーピングを続けていますが、以前と比べると血圧などが安定してきて、

「去年よりも健康診断の結果が良くなりました」と、持って来てくれています。

改善ケース14　夜間頻尿、高血圧：70代・男性

このかたは、1晩に7回もトイレに起きていました。それがマウステーピングを行うようになると、トイレの回数が2回に減り、血圧も安定しました。このかたは以前から口の中が乾きやすく、虫歯ができやすい状態でしたが、それもマウステーピングで改善しています。

改善ケース15　夜間頻尿：95歳・女性

毎晩、トイレの回数が多かったので、病院で夜間頻尿の薬を処方されていた95歳の女性は、マウステーピングを始めたところ、その晩から、6回起きていたトイレが3回になりました。このかたは、マウステープを使い始めて2年になりますが、今では夜のトイレは2回だけ。「6回も起きていた時のことを考えると、今は身体がとても楽です」とおっしゃっています。

改善ケース16　睡眠障害、中途覚醒：80代・女性

80代の現役看護師さんは、いつも夜中に目が覚めるので、睡眠導入剤の助けを借りて寝ていました。それがマウステーピングを行うようになったら熟睡できて、夜中に目が覚めることもなくなり、睡眠導入剤が必要なくなりました。ベテラン看護師であるこのかたは「なぜ口にテープを貼っただけで、こんなによく眠れるのか」と、とても不思議がっていました。医学の知識をお持ちの看護師さんも、ご存じのない理論だったのです。

昼間の頻尿にも、口呼吸が関係している可能性があります。夜、マウステープが必要なかたは、昼間も無意識に口呼吸をしていることが多いのです。

改善ケース17　夜間頻尿・昼間の頻尿：60代・女性

60代の女性は、マウステーピングを行うようになって、夜のトイレの回数が減り、よく眠れるようになりました。このかたは、昼間もトイレの回数が多い頻尿だとのことで、今度は、昼間も鼻呼吸するように意識してもらいました。起きている間は口を

閉じて、舌が常に上あごについているように意識していただいたのです。するとこのかたは、昼間のトイレの回数も減りました。

夜のトイレの回数が減って血圧も下がった！

改善ケース13にもありましたが、寝る時のマウステーピングでトイレの回数が減ると、同時に血圧も安定したと言われることはよくあります。

改善ケース18　夜間頻尿、高血圧改善：70代・男性

私の取引先の会社の社員さんから、次のようなお話を聞きました。70代のお父様は、以前から高血圧の薬を飲んでいたのですが、最近、最高血圧が１８０㎜Hgまで上がるようになってしまったのだそうです。普通だと「病院へ行って、薬を増やしてもらおう」となるところ、この社員さんはマウステーピングの効果を知っていたので「まず、マウステープを試してみよう」と思いつきました。なぜならお父様が、以前から大きな口を開けて、いびきをかいてお昼寝している様子を見ていたからです。マウステー

ピングを行うと、お父様の血圧はまもなく薬を変えることなく130㎜Hgまで下がり、安定してきました。

同時に、「夜のトイレの回数が減った」のです。これを喜んだのは、お母様でした。マウステーピングを行う前は、お父様は毎晩、夜中に何度もトイレに起きていたのだそうです。そして、のどが乾くので、起きるたびに台所の冷蔵庫を「バタン！」と開け閉めして、水を飲んでいたとのこと。お母様は、毎晩その音で目が覚めてしまい、翌朝必ず「昨夜はうるさかった」と、けんかになっていたのだそうです。

それが、ご主人がマウステーピングを行って夜起きることがなくなると、奥様も熟睡できるようになり、けんかをすることもなくなったのだそうです。

鼻呼吸で身体に入る酸素が増えると熟睡できるようになり、体調が良くなるかたは多く、「こんなに熟睡できたのは生まれて初めてです」とおっしゃるかたもいます。

睡眠の質が落ちると、昼間、どうしてもイライラするようになってしまいます。すると、ちょっとしたことでご家族とけんかをしたり、職場でミスをしてしまう、ということも起こってきます。更年期の時期になると仕事がつらくなるかたがいらっしゃいますが、この睡眠の質の低下もその一因となっていますので、まずはマウステーピングを試していただくと良いと思います。

なお、夜間頻尿のあるかたの中には、夜、トイレに起きると困るので、水分をあまりとらないようにしている人がいると聞きます。しかし、あまり水分を制限すると、今度は身体の中の血液がドロドロしやすくなって、脳梗塞のリスクが上がります。ですから、適度な水分摂取は必要です。

口呼吸は若い人にも睡眠障害を引き起こす

更年期以前の年代でも、「マウステーピングがきっかけで、睡眠障害が改善した」と言うかたがいました。年齢を問わず、口呼吸をしている人の中には、睡眠障害を起こしているケースが多いのではないかと考えています。

改善ケース19　睡眠障害、顔の湿疹、花粉症：10代・男性

花粉症のあった10代の男性は、マウステーピングを行うようになったら「以前は一

晩中、眠りが浅くて夢を見ていたのに、今は熟睡できるようになりました。」と言っています。花粉症のある人は、花粉症の時期でなくても一年中、口呼吸で寝ていることがあります。寝ている時に口呼吸をすると、たとえ10代でも睡眠の質が落ちてしまいます。この男性は、マウステーピングで睡眠の質が向上し、花粉症も出なくなったうえに、以前からなかなか治らなかった両頬の湿疹もきれいに治りました。

どれも、口呼吸障害で起こっていたといえます。

改善ケース20　睡眠障害、花粉症：30代・男性

お医者さんでも、マウステーピングで熟睡できるようになったかたがいました。この先生には花粉症があったので、マウステーピングをお勧めしました。花粉症のかたは通年で口呼吸をしていることがあるからです。その結果、「すごくよく眠れるようになって、助かっている」と、とても喜ばれました。花粉症が、口呼吸を見つけるヒントになりました。

更年期に増える女性のいびきは無呼吸の入口

女性の中には、若いころはいびきをかかなかったのに、年齢が上がるにつれて、パートナーからいびきを指摘されるようになるかたがいます。寝ている時に口呼吸をすると、舌がのどに落ちやすくなり（舌根沈下）、呼吸をするたびにのどや舌がふるえて、いびきをかくようになります。舌根沈下がひどくなると、さらに気道に空気が通りにくくなったり、気道を完全に塞いだりするようになり、これが寝ている時に呼吸が止まる「無呼吸」にもつながります。

このように、〝いびきは口呼吸で寝ているサイン〟〝睡眠時無呼吸の入口〟です。年齢が上がると、口まわりの筋肉が弱くなり、若いころはしていなかった口呼吸をするようになるかたが増えてきます。

これは加齢に伴う筋力低下が原因なので、誰にでも起こりうることです。ところが女性の中には「口呼吸をして、いびきをかくなんて恥ずかしいこと」と考えて「私は口呼吸をしていません」と言うかたがいます。そして、マウステーピングを勧めてもなかなかやりません。でも、口呼吸やいびきがあると、高血圧や糖尿病、脳梗塞などのリスクが上がることを考えれば、簡単にできるマウステーピングで予防をすることが大切になります。

いびきのある女性は、マウステーピングを行うと、すぐに「口が乾かなくなった。よく眠れるようになった。頭痛、肩こりがしなくなった」などの変化を感じやすいようです。

さらに、マウステーピングとあわせて「あいうべ体操」を行うことが、いびきや、その先に待っている睡眠時無呼吸の予防にもつながります。

睡眠時無呼吸を起こしやすい体格

この、誰にでも起こりえる睡眠時無呼吸ですが、起こしやすい体格が二つあります。

①「太っていて、首が短く太い人」は、のどのまわりに脂肪がついていて、寝ている時に舌が下がりやすいために、無呼吸を起こしがちになる

②「背がすっとしていて、下のあごが小さいタイプの人」は、下のあごが小さく狭いので、口呼吸をすると舌がのどの奥に落ちやすい

このような人たちには、マウステーピングは特にお勧めです。

マウステーピングを行って口を閉じると、下のあごが上がるのと同時に、舌がのどの奥に落ち込まなくなります。すると気道が塞がらなくなるので、無呼吸の回数が減ります。気道が通りやすくなって、酸素が身体にしっかり入るようになると、同時に夜のトイレの回数が減り、高血圧や糖尿病の数値が改善する人もいます。また、睡眠時無呼吸は、認知症や緑内障、骨粗鬆症などにつながることもありますので、マウステーピングで脳の低酸素状態を改善しておくことが大切になります。

不妊に効果が期待できる。妊婦さんにもお勧め

いびきはパートナーとの仲も悪くして、離婚の原因になることもあります。不思議なもので、いびきをかいている本人には、いびきの音は聞こえません。そのため、自分ではいびきをかいていると気づいていないかたが多いのです。ところが一緒に寝ているパートナーにとっては、かなりの睡眠妨害になっています。いびき自体がうるさいだけでなく、無呼吸があると夜中に何秒も呼吸が止まっていて、とても心配になります。そして無呼吸

のかたが呼吸を再開する時には、とても大きな音を出すので、さらに睡眠を妨害されてしまいます。

日本では、「お父さんのいびきはうるさいから」と別の部屋で寝るようになることがよくあります。すると、夜、無呼吸になっていても、だれも気がつかず、睡眠時無呼吸の症状が進んでしまう危険性があります。日本では、治療が必要なのに受診していない閉塞性睡眠時無呼吸症候群の患者さんが、500万人以上もいると言われています。

口呼吸障害は不妊の原因にも

「睡眠時無呼吸症候群（以下、睡眠時無呼吸）は男性不妊の危険因子である」という論文があります。Jhuangらによると、不妊症男性4607人を調べたところ、睡眠時無呼吸だと、男性不妊になるリスクが1・24倍高くなることがわかりました。睡眠時無呼吸の治療をしないと、不妊のリスクがさらに高くなるとのことです。

またPalnitkarらは、睡眠障害が男性不妊の原因因子の一つであると報告しています。睡眠時無呼吸は、妊娠にも悪影響をもたらします。睡眠中に酸素濃度が低下すると、着床障害による不妊や、流産、妊娠高血圧、妊娠糖尿病などを起こしやすくなります。

妊婦さんは、おなかが大きくなると膀胱が圧迫されるので、「頻尿」を起こしやすくなると言われています。ところが私の歯科医院では、マウステーピングをした妊婦さんの夜間頻尿が改善して、血圧や血糖値が下がったケースが何例もありました。妊婦さんが口呼吸をして、身体に取り込める酸素が減り、これらの症状が起こっていたのでしょう。これは、おなかの赤ちゃんにも、十分な酸素が届いていなかったということでもあります。

口呼吸をすると、身体が低酸素状態になるうえ、慢性上咽頭炎も起こりやすくなります。また、慢性上咽頭炎は生理不順やＰＭＳ（月経前症候群）を起こすことがあります。

改善ケース21　妊娠中、夜間頻尿、頭痛、せき、後鼻漏、高血糖：30代・女性

妊娠５ヵ月の30代の女性が、歯の治療で受診されました。とても疲れたようなお顔をされていたので、妊娠の経過を聞いてみました。「つわりのころからずっと体調が悪く、せきが出たり、ひどい頭痛が続いたりで、夜もよく眠れない」とおっしゃいました。このかたは、のどに違和感があるようで、しきりに唾を何度も飲み込む動作を

していました。

このかたの「しきりに唾《つば》を飲み込む」「せきが続いて止まらない」は、口呼吸をして、のどや気管が乾燥して起こることが多い動作です。また、慢性上咽頭炎になっていると後鼻漏が起こって、のどに違和感が現れることもあります。

夜のトイレの回数をお聞きすると「一時間おきに、トイレに起きている」とおっしゃいます。口呼吸障害で夜間頻尿が起こっていると考え、早速、マウステーピングを行っていただいたところ、1週間後には「頭痛がしなくなり、夜もだいぶ眠れるようになった。せきもあまり出なくなった」とのこと。そして「血糖値が上がってきていたのが、少し安定してきた」ともおっしゃっていました。その後、マウステーピングを継続して、無事に出産なさいました。


このかたの症状は、口呼吸障害の視点から見ると、すべて解決する症状でした。

改善ケース22　妊娠中、夜間頻尿、高血圧：20代・女性

20代の妊婦さんは、臨月に虫歯の痛みが出て、来院しました。出産予定日が近かっ

たので、応急的な治療をしたのですが、問診の際に「夜3回の夜間頻尿」があることがわかりました。このかたは、出産間近でおなかが大きかったことが頻尿の原因かとも思いましたが、花粉症があったので、口呼吸から来る夜間頻尿かもしれないと考え、マウステーピングを行ってもらうことにしました。花粉症の人は、一年中、口呼吸をしていることが多いからです。

マウステーピングを開始して1週間後に来院した時、患者さんは「夜は一度もトイレに起きなくなりました」とのこと。やはり、「おなかの圧迫ではなく、口呼吸から来る夜間頻尿」だったのです。

そして「実は、血圧が上がってきていて、毎日血圧を測るように言われていたんですが、マウステーピングを行うようになったら血圧が下がったので、もう測らなくていいと言われました」とおっしゃいました。このかたはその後、無事に出産されました。妊娠後期に血圧が上がってくると、妊娠高血圧症候群（以前の妊娠中毒症）のリスクが上がりますが、このかたのように、「口呼吸が原因の高血圧」のこともあります。

「妊婦さんが頻尿になる」というのは良く知られていることです。ところが、この2例を見ると、膀胱がおなかに圧迫されて起こっている頻尿だけでなく、「口呼吸が原因の頻尿」も多いようです。妊娠中に頻尿になった場合、口呼吸をしていないかどうかを確認することが大事になると思います。

妊婦さんに「口呼吸からくる夜間頻尿がある」ということは、「おなかの赤ちゃんにも、十分な酸素が届いていない」とも考えられます。

睡眠時無呼吸と緑内障の関係

私の歯科医院の患者さんに、眼科の薬剤師をしているかたがいます。マウステーピングをお勧めしたところ、とても身体の調子が良くなり、ご夫婦一緒にマウステープをお使いになっています。その薬剤師さんに「口呼吸をすると、睡眠時無呼吸になりやすく、身体の中が低酸素になる」と説明すると、「睡眠時無呼吸の患者さんは、緑内障が多いね」と教えてくれたのです。

「睡眠時無呼吸のかたは、健常者に比べると緑内障になるリスクが10倍高い」という論文があります。これは、身体の中に入る酸素が減り、慢性的な低酸素状態が続くと、視神経に障害を起こすためではないかと考えられています。

睡眠時無呼吸と緑内障の関係を知ってからは、緑内障のある患者さんにも積極的にマウステーピングを行っていただくようにしています。

睡眠時無呼吸と診断されていなくても、口呼吸をして寝ていると、自覚症状はありませんが、身体の低酸素状態は続いています。毎日のマウステーピングで寝ている間の低酸素を予防するだけでも、緑内障の予防につながるのではないかと考えています。

ＣＰＡＰ使用時にもマウステーピングを

いびきや睡眠時無呼吸があると、夜、しっかり眠れないので、昼間、突然眠気が襲うことがあります。車などの運転中に寝てしまい、これが事故につながることもあります。アメリカでは、年に１０００人以上が睡眠時無呼吸に関連する交通事故で命を落としているそうです。

私の歯科医院の患者さんの中に、バスの運転手さんと電車の運転手さんがいます。どちらのかたも、「同僚の3分の1は無呼吸があるので、ＣＰＡＰを使っている」というので驚きました。

寝ている間に無呼吸の回数が多い場合、鼻や口にマスクを当てて、器械で空気を送り込むCPAPという治療が行われます。器械から空気を送り込んで気道を広げて、体内の酸素が足りるようにするのです。

私は、「プロの運転手さんは、一般の人よりも検査を受ける機会が多いので、CPAPの治療を受けている人が多い」のではないかと考えています。

CPAPを行う際に、マスクの下で口呼吸をしていると、舌根沈下が起こって気道がふさがってしまい、無呼吸が改善しにくくなります。

逆に、CPAP時にマウステーピングを行ってもらうと、舌がのどに落ち込まず、気道が開きやすくなるので、器械から送り込む空気がしっかりと身体に入るようになります。

私の歯科医院では、CPAPの治療を受けているかたには積極的にマウステープをお勧めしています。すると担当医から、「普通はこういうことはありえない」と言われるほど、無呼吸の回数が減るのです。同時に夜のトイレが減り、血圧が安定して、血糖値も下がってくるかたもいます。

ＣＰＡＰが必要になる前に

通常、ＣＰＡＰを使い始めたら一生続けなくてはいけないのですが、するとその後はかなり生活が制限されます。停電に備えて、予備のバッテリーなどを準備しておく必要がありますし、旅行にも持って行かなくてはなりません。

極端な例ですが、大きな災害にあって、避難所でしばらく過ごさなければならなくなった時はどうなるでしょうか？　ＣＰＡＰが動く時には、わずかですが作動音がします。集団で寝泊まりをしている避難所では、ちょっとした音がまわりの人とのトラブルの原因になります。

災害に遭う確率は高くはないかもしれませんが、私の歯科医院の患者さんには、ふだんからそんな話をして、ＣＰＡＰが必要になる前に、口呼吸を予防しておくことをお勧めしています。そして、マウステーピングを習慣にしてもらい、ＣＰＡＰまで進まないように予防をしていただいています。

ＣＰＡＰを使っている人でなくても、災害時にはマウステーピングが有効です。災害時はストレスがかかりがちで、ふだんはいびきをかかない人でも、体の疲れもあり、いびきをかいてしまうことがあります。マウステーピングはいびきを予防し、体に入る酸素を正常にしてくれるので、よい睡眠を得ることに役立ちます。

改善ケース23　睡眠時無呼吸、夜間頻尿、高血圧、糖尿病：50代・男性

このかたは、夜、一時間おきにトイレに起きる夜間頻尿がありました。学校の先生で、職員室でもすぐに居眠りをしてしまうのだそうです。睡眠時無呼吸と診断されていて、高血圧と糖尿病がありました。治療のためにＣＰＡＰを始めましたが、「器械をつけると、溺れそうになって使えなかった」と言うのです。この先生は体格が良く、首が太くて短い、いかにも無呼吸を起こしそうな体格をしていました。「溺れそうになった」と言うのは、寝ている時に口呼吸をしていて、舌がのどをふさいでしまうので（舌根沈下）、ＣＰＡＰで空気を送り込んでも、空気がのどから先に通らずに逆流して、苦しくなってしまうからだと思います。

早速、マウステーピングをしていただいたところ、すぐに改善がみられました「1

時間おきに起きていたトイレの回数が減り、５時間、続けて眠れるようになり、身体がとても楽になった」とおっしゃっていました。夜間頻尿が減るのは「脳の低酸素が改善した証拠」でもあります。職員室での居眠りも減ったそうです。

低酸素が改善すると、血圧や血糖値が安定してくるので、今後の経過が楽しみです。

改善ケース24　睡眠時無呼吸、高血圧、腹部大動脈瘤：50代・男性

50代の男性は、５年前からＣＰＡＰを使っていましたが、夜５回トイレに起きるうえ、高血圧がありました。腹部には大動脈瘤があり、手術をするかどうか、経過観察をしているとのことでした。

このかたは、口呼吸をしている影響で、上下の前歯の歯肉が腫れていました。早速、このかたにマウステーピングをしていただいたところ、間もなく朝までトイレに起きることがなくなりました。マウステープで口を閉じることで舌が上がり、気道が広がり、ＣＰＡＰが効果的に機能してきたのです。高かった血圧も下がったうえに、経過観察していた腹部動脈瘤は縮小傾向になり、オペの必要もなくなったそうです。

このかたは、毎日、片道一時間半ほどかけて、車で通勤していました。マウステー

ピングを行う前はいつも眠気があり、たびたび車を止めて少し仮眠してからまた運転をしていたそうです。それが、よく眠れるようになったので、仮眠の必要がなくなったとのこと。口呼吸をしなくなったので、歯肉の腫れも改善しました。

このように、睡眠時無呼吸のかたは「ＣＰＡＰをしているから安心」ではなく、逆にＣＰＡＰをしているからこそ、マウステープを使って気道を広げ、ＣＰＡＰが効果的に働くようにすることが必要だと考えています。

９歳で夜間頻尿が起こっていた！

「夜間頻尿は年齢が上がると起こる」と思われがちですが、実は口呼吸をすると、年齢を問わず、夜間頻尿が起こることがあります。

改善ケース25　いびき、夜間頻尿、アトピー性皮膚炎：９歳・女性

９歳の女の子は、夜寝る時にいびきをかき、毎晩夜中の２時にトイレに起きていま

した。全身にはアトピー性皮膚炎が出ていましたが、この子がマウステープを使ったところ、夜のいびきが止まり、トイレに起きなくなりました。そのうえ、アトピー性皮膚炎もすっかりきれいになったのです。そして半年後には、学校の成績が格段に上がったそうです。ご家族からは、「いびきや、夜のトイレがなくなり、肌がきれいになっただけでなく、成績も上がった」と、とても喜ばれました。

「寝ている時にいびきをかく」「夜中にトイレに起きる」「全身にアトピー性皮膚炎がある」これらは全て、口呼吸からきている症状（口呼吸障害）でした。もしこの子を「口呼吸障害の視点」から見なければ、小児科や皮膚科へ個別にかかっても、原因はわからなかったでしょう。

口呼吸があるお子さんは、寝起きが良くない、授業に集中できない、怒りっぽいなど、学校でもトラブルを起こしてしまうことがあります。なかには注意欠如・多動症（ＡＤＨＤ）や自閉症と診断されてしまうケースもあります。

コロナ禍以降、マスク生活で口呼吸をするお子さんが増えてきました。「不登校が増えた」「キレやすい子供が増えた」というニュースもありました。また小児科の医師からは「夜尿症の子供が増えた」というお話も聞きます。

子供でも、寝ている時に口呼吸をしていると、尿をつくってしまいます。大人なら、目が覚めてトイレに行けても、子供は間に合わなくて「おねしょ」になってしまうのでしょう。

第7章　せき、タン、肺炎の壁

せき込むと反射的に口呼吸になる

口呼吸をして寝ていると、朝起きた時に「のどが乾く、せきが出る、タンが出る」ことはよくあります。そんなかたがマウステーピングを行うと、のどの乾きやせきやタンなどがおさまってきます。のどや気管は粘液で覆われていて、これが体内に入ったほこりなどの異物を取り込んで、身体から押し出す働きをしています。

口呼吸をすると、口の中だけでなく、のどやその奥の気管が乾き、のどの奥に直接、ホコリや花粉なども吸い込んでしまいます。人間は体内に入った異物を身体から押し出そうとするために、せきやタンが出やすくなるのです。

異物を出そうとしてせき込んだ後は、反射的に口から空気を直接吸い込みます。するとまた気管に乾いた空気が送り込まれてしまい、さらにせきが出るのです。口呼吸でせきが止まらなくなることはよくあるのですが、これが「口呼吸が原因」だと思うことは、まずありません。病院からせきを止める薬を処方してもらっても、そのかたが口呼吸をしている限り、「口から乾いた空気を吸い込んで、せき込む」ということは変わりません。そのため、

「せき止めの薬を飲んでも、せきが止まらない」ということが起こるのです。

改善ケース26　くり返すせき、タン、高血圧、夜間頻尿：90代・男性

更年期世代のかたではないのですが、せきが続いていた90代の男性は、3ヵ所の耳鼻科にかかり、せき止めの薬をもらっていました。それでもなかなか良くならず、娘さんに勧められてマウステーピングを始めました。娘さんは以前からマウステーピングを行っていて、「もしかしたら、口呼吸が原因でせきが続いているのかもしれない」と思いついたのだそうです。

すると、いくら薬を飲んでも止まらなかったせきがピタッと出なくなりました。同時に、夜のトイレの回数が減ったうえ、血圧も下がったそうです。

口呼吸は誤嚥性肺炎の原因に！

口呼吸をすると、口の中の唾液が乾燥して、細菌が増えてきます。唾液が乾燥すると、口の中に汚れが残りやすくなり、誤嚥性肺炎のリスクが高まります。誤嚥性肺炎は高齢者

の病気と思われがちですが、早ければ60代から起こることがあります。

普通の肺炎は、風邪などを引いて、熱が出てせきが続いて肺炎へと進んでいきますが、誤嚥性肺炎は特に高熱が出たり、風邪の症状があるわけでもなく、突然、息苦しくなり、病院へ行くと「肺が真っ白になっていますね。誤嚥性肺炎です」と言われるようです。誤嚥性肺炎は肺の中で細菌感染が起こっているので、抗生剤の点滴を受ければ改善してきます。ところがこの病気が厄介なのは、一度、誤嚥性肺炎を起こすと、その後、何度もくり返すようになり、徐々に寝たきりの状態へと進んでいくことです。

私はケアマネージャーの資格を持っていて、介護度を決める介護認定審査会の委員をしていたことがあります。誤嚥性肺炎を起こすかたは多く、それを何度もくり返すことで、寝たきりになったり、命を落としたりするケースをたくさん見ていました。ですから口呼吸をしているかたには、年齢を問わず早い時期からの口呼吸対策をお勧めしています。

マウステーピングで間質性肺炎のせきが止まった

せきがなかなか止まらないかたが病院に受診すると、レントゲンを撮り、血液検査を受けますが、細菌感染が原因でない肺炎は「間質性肺炎」と診断されることがあります。

間質性肺炎は、細菌以外のなんらかの原因（リウマチ、膠原病など）で、細胞の中の壁（肺胞壁）に炎症が起こって傷がつき、壁が厚くなって、うまく酸素を取り込めなくなった状態をいいます。そのため、身体にかなりの負担がかかります。原因が良くわからないことが多く、ステロイドや免疫抑制剤などが使われることがあります。

ところが、この間質性肺炎と診断されたせきも、口呼吸から起こっていることがありました。

改善ケース27　間質性肺炎、口の乾き：70代・男性

間質性肺炎と診断されていた患者さんが、マウステーピングでせきが出なくなったケースがありました。70代の男性で、口呼吸をしがちでした。このかたは、薬を飲んでもせきが続いていましたが、マウステーピングで、薬を飲んでも止まらなかったせきが出なくなりました。

マウステーピングでぜんそくが出なくなった！

長年、ぜんそく発作をくり返していたかたが、マウステーピングを行うと、発作が出なくなることはよくあります。私の歯科医院では、年代でみると中学生から80代までのぜんそくが出なくなっています。

口呼吸をすると慢性上咽頭炎が起こり、アレルギーを起こしやすくなります。このアレルギー反応の一つとして、ぜんそくが出ることがあります。また、口呼吸をする人は、口から直接、ホコリや花粉、化学物質などの異物を含んだ乾いた外気を吸い込んでしまうので、これもぜんそく発作を引き起こす引き金になります。

昼間は鼻で呼吸するように意識して、寝ている時はマウステーピングを行うと、口から異物が入り込むことが防げます。

口呼吸をしていると、気管の内面が乾いて、異物を吐き出すための粘液が乾燥してしまうので、異物を吐き出しにくくなります。それが、鼻呼吸をしていると、粘液がしっかり働いて、せきをしなくても身体から異物を押し出してくれるのです。

改善ケース28　ぜんそく：80代・女性

この女性は口呼吸をしていて、いつも口の中が乾きやすい状態でした。このかたは40代ころからぜんそくがあり、吸入薬を使っていたので、早速マウステーピングをするようにお勧めしました。その後、ぜんそくの発作は出なくなり、たびたび使っていた吸入薬を使うことがなくなったそうです。

改善ケース29　ぜんそく、後鼻漏、夜間頻尿：70代・女性

このかたは、更年期のころから20年以上もぜんそくが続き、病院からは「この年代（更年期）から始まったぜんそくは一生治りません」と言われていました。のどの奥にタンがからむ「後鼻漏」と、３つの圧痛点に痛みがあったので、上咽頭ケア（マウステーピングと鼻うがい）をお勧めしたところ、１週間で後鼻漏が改善し、せき込むことも少なくなりました。夜もトイレに起きなくなり、熟睡できるようになったそうです。

運動をしても疲れにくくなり「先日、20年ぶりにゴルフに行けて、18ホール回ってこれました」とうれしそうに話してくださいました。このかたは、その後も上咽頭ケ

アを続けて、圧痛点の痛みは改善し、ぜんそく発作も起こらなくなりました。更年期から始まった口呼吸がぜんそく発作の引き金となり、20年以上もぜんそくが続いてしまったのでしょう。

同い年のお友達もぜんそくがあったので、上咽頭ケアを教えてあげたところ、そのかたのぜんそくも出なくなり、とても喜ばれたそうです。

改善ケース30　ぜんそく、夜間頻尿：高校2年生・男性

この高校生は、コロナ禍以降、ぜんそくがひどくなり、学校を辞めそうになっていました。授業中にぜんそく発作が出て、たびたび授業を中断させてしまうので、学校に行きにくくなってしまったのです。

このかたのぜんそくは「家では出ないのに、学校ではぜんそく発作が出る」という特徴がありました。また、夜は1時間ごとにトイレに起きていました。

ぜんそくも夜間頻尿も、口呼吸が関係しています。コロナ禍以降、〝マスクをつけると口呼吸をしてしまう人〞が増えました。このかたも、学校でマスクをつけていると口呼吸をしてしまい、ぜんそく発作が出るのですが、家ではマスクをつけないので

出なかったのでしょう。

早速、マウステーピングと上咽頭洗浄をお勧めしたところ、夜トイレに起きなくなり、ぜんそく発作も出なくなったので、また学校に戻ることができました。

実は、この高校生のお父さんは医師で、お母さんは看護師さんでした。以前から、ぜんそくの薬を飲み、吸入薬を使っていたそうですが、それでもぜんそくは出ていました。口呼吸をしていると、乾いた空気がのどに直接入り、ぜんそくを誘発してしまいます。ご両親も、まさか「口呼吸がぜんそくと関連している」とは思ってもいなかったそうです。

ぜんそくの改善ケースには、ちょうど更年期に当たる人のものはありませんでしたが、ぜひ皆さんに知っていただきたいと思い、この章の最後に入れさせていただきました。

また、「更年期のころから、ぜんそく発作が始まった」と言うかたもいるので、口呼吸をしがちなかたには、早めにマウステーピングを始めていただいています。ぜんそくは年齢を問わずに起こりますが、上咽頭ケアでぜんそくが出なくなるかたは多いのです。

第8章　頭痛、肩こり、首の痛みの壁

更年期に頭痛や肩こりが起こりやすくなるのはなぜ？

更年期になると、頭痛や肩こりを起こしやすくなるかたは多いようです。更年期に起こる頭痛は、「片頭痛」「緊張型頭痛」が多く、「女性ホルモンが減ることにより起こる」と言われています。

ところがそんな頭痛も、〝夜寝る時にマウステーピングを行う〟ことで、改善するケースを、私はたくさん経験しています。

口呼吸で頭痛が起こる原因は、二つあると考えています。

一つめは口呼吸による低酸素です。口呼吸だと、身体に入る酸素が少なくなるので、頭痛が起こりやすくなります。

更年期になると身体の筋力が弱くなって、口呼吸をするかたが増えてきます。すると、身体が低酸素状態になり、「頭痛や肩こり」を起こすかたがふえてきます。ところが、口呼吸が原因だということは、まだあまり知られていないので、更年期に起こる頭痛や肩こりは、「なかなか良くならない更年期障害の症状」として扱われています。また、何をしても良くならない頭痛や肩こりは「体質のせい」だと、あきらめているかたも多いのです。

口呼吸をすると身体に入る酸素が減るので、頭痛を起こしやすくなります。極端なたとえになりますが、高い山に登って高山病になると激しい頭痛を起こします。標高の高い山では酸素が薄いので、体内が低酸素になって頭痛が起こるのです。

高山病の場合は、酸素吸入をしたり、山から下りて酸素の濃度が正常に戻ると、頭痛は良くなります。同様の理由で、高い山に登っていなくても、寝ている時の口呼吸で吸い込める酸素が減ると、血中酸素飽和度が下がり、頭痛が起こります。

脳を正常に保つためには、血中酸素飽和度は90％以上が必要だと言われていますが、「口呼吸をして寝ている人の血中酸素飽和度は90％以下になっている」というデータもあります（65ページ参照）。これは、富士山の頂上で寝ているくらいの酸素の薄さです。また夜、マウステープが必要なかたは、昼間も口呼吸をしていることが多いので「昼夜問わずに低酸素状態」になっていて、脳に十分な酸素が届かなくなっているおそれがあります。

寝ている時にマウステーピングを行うと、身体に入る酸素が増えるので、頭痛の改善、予防につながります。また鼻うがいをすると鼻の通りが良くなるので、昼間、起きている時も、鼻呼吸をしやすくなります。

二つめは慢性上咽頭炎です。慢性上咽頭炎があると、頭痛や肩こり、首こりなどが起こります。

マウステーピングで頭痛や肩こりが改善するのは、低酸素と、慢性上咽頭炎が改善するからだと考えています。

改善ケース31　頭痛：50代・女性

このかたが当院に歯の治療にいらした時、「最近、更年期障害で頭痛がひどいんです。今も頭が痛くて」とおっしゃいました。このかたは以前から口呼吸をしていたので、私はマウステーピングをお勧めしていましたが、やっていませんでした。3つの圧痛点には痛みがあり、鼻も通りにくく、鼻呼吸がしにくい状態でした。すぐにマウステーピングと鼻うがいをやっていただくように説明しました。

それから3日後、このかたから電話がかかってきました。「勧められて鼻うがいをやってみたら、頭が痛いのがなくなったんです。頭痛薬も飲んでいません。これからもマウステーピングと鼻うがいを続けてみます」と喜んでいらっしゃいました。

もし、このかたの頭痛が「ホルモン減少が原因の更年期障害で起こっている」としたら、マウステーピングや鼻うがいで症状が良くなるはずはありません。このかたは、その後もマウステーピングと鼻うがいを続けていて、３つの圧痛点の痛みもなくなっています。このかたの頭痛は口呼吸障害だったので、マウステーピングと鼻うがいという簡単なセルフケアで、しかもほんの３日間という短期間で良くなったのです。

改善ケース32　片頭痛：60代・女性

60代の女性は、以前から片頭痛がひどく、１ヵ月に１箱は鎮痛剤を飲んでいたそうです。このかたも口呼吸があったので、マウステーピングを行っていただいたところ「気がついたら、全然頭痛がしなくなって。頭痛薬も飲まなくなりました」とおっしゃっていました。そして「片頭痛の薬って高いんですよね。でもその薬はあんまり効かなかったんです」と言うのです。このかたの頭痛は片頭痛と診断されていましたが、口呼吸が原因で起こっていた頭痛だったので、薬の効果が現れにくく、頭痛をくり返していたのでしょう。

マウステーピングで頭痛が出なくなるかたは多いのですが、皆さん、「私は頭痛持ちだから」とか「頭痛があるのは体質なんです」とおっしゃって、マウステーピングや鼻うがいの話をしても、なかなか耳を傾けてくれません。その場合、3つの圧痛点に痛みがあることが多いので、それが上咽頭ケアを始めるきっかけとなることがあります。

そして、実際にこれらの上咽頭ケアを試してもらうと、かなり短い期間で頭痛が出なくなるので、とても喜ばれています。

また、慢性上咽頭炎からくる頭痛は、天気や気圧の変化で起こることもあります。

口呼吸が関係している、ひどい肩こり

マウステーピングや鼻うがいを行うと、「更年期になってからひどい肩こりがありましたが、最近、肩こりを感じなくなりました」「いつも首から肩がこっていて、マッサージ

に行っていましたが、上咽頭ケアをするようになったら、マッサージ師さんから『最近は、あまりこってないですね。』と驚かれました」などと言う患者さんも多いのです。

慢性上咽頭炎があると、ひどい肩こりを起こすことがあります。上咽頭には迷走神経をはじめとした多くの神経線維が分布しています。この上咽頭に炎症が起こると、上咽頭自体ではなく、その神経が支配している先に痛みを起こすのです。また、上咽頭に炎症が起こると自律神経が乱れやすくなります。これが、頭痛や肩こり、首こりを起こす原因となると言われています。

改善ケース33　肩こり：60代・男性

60代の男性は、10年以上前から左肩にひどい肩こりがありました。肩こりがひどくなると、気持ちが悪くなることもあったそうです。このかたは口呼吸をしていたので、マウステーピングと鼻うがいを習慣にしていただきました。すると、まもなく肩こりがしなくなったそうです。このかたは、「僕は左利きでいつも左腕を使うので、それで左に肩こりがあるとばかり思っていました。まさか、口呼吸から来ていたとは」と驚いていらっしゃいました。

改善ケース34　肩こり、首こり：60代・男性

60代の男性が初診で歯の治療にいらした時、首と肩に湿布を3枚貼り、磁気ネックレスをかけていることに気がつきました。「10年以上前から首と肩が張っていて、いつも湿布を貼っている」とのことでした。口呼吸をしていて、口の中には固い歯石がたくさんついていました。3つの圧痛点を確認すると、かなりの痛みがあったので、歯の治療とあわせて、マウステーピングと鼻うがいを始めてもらいました。

1週間後に受診された時には、3枚貼ってあった湿布が1枚になりました。さらに1週間後には、何も貼らずに来院されたのです。肩こりと首の痛みが改善するのと同時に、圧痛点の痛みもほとんどなくなっていました。このかたも「口呼吸で、慢性上咽頭炎を起こし、これが、肩こりと首こりを招いていた」のでしょう。

更年期世代に限らず、コロナが始まって以降、年齢を問わずに「頭痛、肩こりがひどくなった」と言う患者さんが増えました。これは長引くマスク生活で、マスクの下で口呼吸をするかたが増え口呼吸障害（低酸素・慢性上咽頭炎）が起こっているからだと考えてい

ます。

慢性上咽頭炎は、コロナ後遺症とも関連があります。「コロナに感染したら、ひどい肩こりや首こり、背中の痛みが出て、その後も続いている」というケースもありました。そんなかたも、上咽頭ケアで症状がなくなっています。

改善ケース35　肩こり、コロナ後遺症、非定型歯痛、めまい：50代・女性

新型コロナウィルスに感染した50代の女性は、感染中、肩にひどい痛みを感じたそうです。感染が終わってからはめまいが起こるようになり、左の肩こりと左の奥歯に痛みを感じていました。３つの圧痛点（74ページ参照）は左に強い痛みがありました。かみ合わせの調整をして、上咽頭ケアを続けたところ、圧痛がなくなるとともに、めまい、肩こり、歯の痛みも消えました。

第9章　高血圧、糖尿病、不整脈の壁

口呼吸をすると血圧が上がってしまう！

更年期以降に増えてくる生活習慣病の中にも、口呼吸障害が関連しているものが多くあります。２０２３年5月、順天堂大学と大阪大学などの共同研究で「(治療対象にならない)軽度の睡眠時無呼吸でも、脳梗塞や虚血性心疾患(狭心症や心筋梗塞)のリスクが高い」ことが報告されました。軽度の睡眠時無呼吸でも、体内は低酸素の状態になります。寝る時に口呼吸をしたり、いびきをかいたりしている患者さんは体内の血中酸素飽和度が下がっているので、マウステーピングを行って酸素飽和度を上げることが大切になります。

マウステーピングを行うと、いびきや、寝ている時の無呼吸の回数が減り、同時に血圧や不整脈などの循環器系の病気が改善することが多いのです。私はいつも「いびきの先には無呼吸が待っている」と患者さんにお話しししています。病気のリスクを上げないためにも、口呼吸を予防しておくことが大切になるのです。

マウステーピングで血圧が下がった！

マウステーピングを継続して行うと、血圧が10～20㎜Hgほど下がる患者さんは珍しくなく、血圧の薬が減るかたもいらっしゃいます。口呼吸で体内に取り込める酸素が減ると、循環器系にストレスがかかり、血圧が上がりやすくなります。また、睡眠中は血圧などを安定させる副交感神経が優位になりますが、身体が低酸素の状態だと眠りが浅くなり、交感神経が優位となり、逆に血圧が上がりやすくなります。

一見、血圧が高そうに見える肥満傾向のかたでも、マウステーピングを行うと血圧が安定してきます。私の歯科医院の患者さんの中にも、そんな体格のかたがいて、病院で血圧を測った時、「あなたの血圧がそんなに低いはずがない」と、もう一度血圧を測り直すように言われるかたが何人もいらっしゃいます。

もちろん、何度測り直しても血圧が正常なので、看護師さんからはとても驚かれるそうです。口を閉じて寝るだけで、身体に入る酸素が増えて血圧が下がるのです。逆に言うと、口呼吸をしていたので、血圧が上がってしまったともいえます。

「治療抵抗性高血圧」が改善

血圧が下がったかたの中には、「治療抵抗性高血圧」が改善したかたが何人もいらっしゃいました。治療抵抗性高血圧とは、「高血圧の薬が効きにくい高血圧」のことです。睡眠時無呼吸の患者さんの高血圧は、「治療抵抗性高血圧」が多いと言われます。

なぜマウステーピングを行うと、「治療抵抗性高血圧」が改善するのでしょうか?

年齢や生活習慣などで、動脈硬化（動脈の壁が厚くなったり、硬くなること）が進むと高血圧が起こると言われています。

一方、口呼吸で寝ていると、身体に入る酸素が減ります。体内に酸素が足りないと、全身に血液を行きわたらせるために心臓が血液を押し出すので、血圧が上がります。これは、動脈硬化が原因の高血圧ではないので、通常の高血圧の薬では効果が出にくいのです。

ですから、「口呼吸で身体にとり込める酸素が少なくなると血圧が上がる」、逆に「酸素が足りるようになると血圧が安定する」のです。マウステーピングを行うと血圧が安定してくるのは、こんな簡単な理由からなのです。

更年期に上がった血圧が、マウステーピングで安定したケースをご紹介します。

改善ケース36　高血圧：50代・女性

更年期になると血圧が上がってくるかたは多いのですが、このかたも、最高血圧が１４０㎜Hgまで上がるようになりました。口呼吸をしていたので、寝る時にマウステーピングをやっていただいたところ、最高血圧は１２０㎜Hgにまで下がりました。

あまりに血圧が下がったので、このかたは「こんなに下がっても大丈夫でしょうか？」と、私に質問してきました。私は、「今の血圧が、鼻呼吸をして体に酸素がしっかり入った時の、あなたの本来の血圧です。以前の高い血圧は、体内が低酸素になっていて不自然に上がっていたものなので、心配しなくても大丈夫ですよ」と説明しました。

改善ケース37　高血圧：80代・女性

80代の女性の患者さんは、口呼吸をしていたので、マウステーピングをするようにお勧めしました。しばらくすると彼女から、「マウステーピングをしたら、すごくよく眠れるようになったの。それと血圧が下がってびっくりしました。私の血圧は『薬を飲んでも下がらない血圧』で、内科で薬を2倍にしても下がらなかったのよ。それがマウステーピングをしたら血圧が下がったんで、驚きました。」と、とても喜んでいただけました。「高血圧の薬を2倍量にしても下がらなかった」ということは、このかたの高血圧は「低酸素が原因の治療抵抗性高血圧」だったのでしょう。

マウステーピングで自律神経が整い、不整脈、動悸が改善

高血圧と同じように、マウステーピングを行って血中酸素飽和度が上がることで、不整脈が改善する患者さんも多くいらっしゃいます。また口呼吸をすると慢性上咽頭炎が起こりますが、慢性上咽頭炎は自律神経を乱すので、これも血圧や不整脈などの循環器系の症状を起こす原因ではないかと考えられています。

改善ケース38　不整脈　動悸：60代・女性

60代の女性は、以前から年に5回は動悸がして、病院に駆け込んでいたそうです。

病院で心電図を取る時には不整脈は出ないので、特に薬も出されていませんでした。それが、マウステーピングを行うようになってから、ほとんど不整脈を感じなくなっています。

最初、この患者さんに不整脈があることは知らずに、口呼吸を改善するためにマウステーピングをお勧めしました。するとある日、「マウステーピングをするようになったら、全然、動悸がしなくなった」と言われ、とても驚きました。それからは、不整脈のある患者さんには積極的にマウステーピングを勧めるようにして、不整脈が改善するケースは増えています。

改善ケース39　動悸、睡眠障害：50代・女性

口呼吸のあった50代の女性の看護師さんに、１週間、マウステーピングをしてもらったところ、「いつもは寝る前に動悸がして、不整脈を感じていました。『そろそろ循環器内科を受診しなければいけないかな』と思っていましたが、マウステーピングを始めたら、動悸が全然しなくなって、おまけにとてもよく眠れるようになったんです。たった一週間で、こんなに違うものなんですね」と喜んでいらっしゃいました。

ＡＥＤが必要だった不整脈が改善

改善ケース40　不整脈、心房細動：60代・女性

60代の女性は不整脈があり、口呼吸をしていたので、以前からマウステープをお勧めしていましたが、使いませんでした。ある日、このかたが歯のクリーニングのために来院されたのですが、顔が青白くなり、とても疲れたご様子でした。お話を聞くと「不整脈がひどくなり、体調が良くない」とのこと。再度、マウステーピングの効果を説明しましたが、やはり使うことはありませんでした。

しばらくして来院された時には、さらに青白い顔で、息苦しそうにしていました。「不整脈が悪化して、アブレーション（動脈からカテーテル入れて心臓を焼く治療）を受けたが効果がなかった。心拍がひどく乱れてしまったので、脈を整えるためにＡＥＤ（自動体外式除細動器）も受けた。一度では脈が整わなかったので、もう一回ＡＥＤをした」と言うのです。ＡＥＤは心臓が止まった時に、高圧の電気を身体に流して、心臓を動かすための治療ですが、心臓のリズムがひどく乱れた時にも使うのです。こ

のかたは、これだけの治療を受けてもまだ不整脈が出て、動悸がしていました。心臓に病気があるかたが口呼吸をしていると、心臓に十分な酸素が届きません。そのため、昼間は鼻呼吸を心がけ、寝る時にはマウステーピングをすることが必要なのです。そこでもう一度、マウステーピングの必要性を話したところ、さすがに今度はマウステープをお使いになりました。すると、ずっと続いていた不整脈が出なくなり、顔色も随分と良くなっていました。

それからは、鼻うがいもあわせてやっていただき、不整脈は安定していました。マウステーピングで口呼吸を予防して、心臓に酸素が届くようになったので、不整脈が簡単に改善したのでしょう。

ところがその後、このかたは顔に大けがをしてしまい、長期間入院しました。唇もケガしてしまったため、マウステーピングができなくなり、同時に鼻うがいもやらなくなってしまいました。すると、また再び不整脈が出始めました。退院してから、私の歯科医院を受診された時には、正常な脈拍が1分間に60～１００回分のところ、なんと１７０回にもなっていたのです。「2週間後に病院を受診して、不整脈が改善していなかったら、またＡＥＤを受けることになっている」とおっしゃっていました。

そこで私は再度、マウステーピングと鼻うがいの必要性をしっかりと説明しました。すると、マウステーピングと鼻うがいを再開して、ちょうど10日目に突然、全く動悸を感じなくなったそうです。患者さんの血圧計はモニターの画面に脈の波形が出るもので、いつもは波形が乱れていたのが、動悸がしなくなるのと同時に、きれいな波形になったのだそうです。

「今までこんなきれいな脈の波形はなかったので、最初は血圧計が壊れたかと思ったくらいです。その後、病院を受診したら、ＡＥＤは必要なくて、逆に薬が減りました」とニコニコしてお話になられました。不整脈が安定したので、患者さんの顔色もよくなり、赤みがさしていて、とても楽そうになっていました。

この患者さんは、最初、ご自分が口呼吸をしていることを認めませんでした。いくら説明しても、この口呼吸が不整脈の原因になっているかもしれない、ということも信じようとしませんでした。

口呼吸をすると、本来身体に入るべき酸素が十分に入らなくなり、心臓が悲鳴を上げてしまいます。１日２万回も「酸素の足りない呼吸」をしていれば、薬を飲んでも、手術をしても、心臓の不調はなかなか改善しないのだと思います。

この患者さんは、マウステーピングを行って不整脈が改善しました。しかし、最初にお勧めしていた時から使っていれば、このひどい不整脈は予防でき、アブレーションを受けたり、ＡＥＤの治療をくり返し受けたりしなくてすんだかもしれません。

改善ケース41　不整脈、花粉症、副鼻腔炎、鼻炎：50代・男性

不整脈のあった50代の男性にマウステーピングを行っていただいたところ、１週間ほどで症状を感じなくなりました。このかたは子供のころから鼻が悪く、耳鼻科に通院していたので、マウステーピングとあわせて鼻うがいを使っていただきました。すると、生まれてから一度も感じたことがないほど、鼻の通りが良くなったそうです。

このケースのように、不整脈が出ているかたは、以前から鼻炎や花粉症、副鼻腔炎などで鼻が通りにくく、口呼吸をしていることがあります。長年の慢性的な口呼吸で、体内に入る酸素が減り、心臓や血管に負担をかけてしまうのではないかと考えられます。

改善ケース42　不整脈、心房細動、アトピー性皮膚炎、めまい：60代・男性

60代の男性の患者さんは、若いころから心房細動の傾向があると言われ、脈拍が1分間に120回という、ひどい頻脈でした。口呼吸をしていたので、マウステーピングをやっていただいたところ、3ヵ月ほどで1分間に90回の正常値になりました。このかたは腕にアトピー性皮膚炎もありましたが、皮膚も同時にきれいになりました。

口呼吸で低酸素になり、これが不整脈を引き起こし、また口呼吸で慢性上咽頭炎が起こり、皮膚にアトピー性皮膚炎を起こしていたのでしょう。

その後、このかたは症状が落ち着いたため、マウステーピングをやめてしまいました。コロナ禍になって、ある朝、起きた時に、突然天井がぐるぐる回るようなめまいが出て、救急車で病院に運ばれました。最初は「脳梗塞」が疑われて、検査を受けたのですが、どこにも原因はありません。次に耳鼻科に行っても原因が見つからず、心療内科へ行くように言われました。心療内科では「抗うつ剤」の処方を受けていましたが、めまいは良くなりませんでした。そんな時に、たまたま歯のクリーニングで私の歯科医院に来て、このようなお話を聞きました。

すぐにマウステーピングと鼻うがいをやっていただいたところ、間もなくめまいが

出なくなりました。上咽頭ケアをすることで、短期間にめまいが出なくなったのです。

このかたはうれしくて、通院していた心療内科のドクターに「歯医者さんから、簡単なセルフケアを教えてもらってやったところ、３日でめまいが出なくなりました」と話したそうです。担当のドクターはかなり驚いていて「そんなことは聞いたことがない。そこはどこの歯医者さんですか？」と聞かれたとのこと。

このかたは、マウステーピングをやめていたうえに、コロナ禍のマスク生活で昼間も口呼吸をするようになってしまい、これが慢性上咽頭炎を招いたため、ひどいめまいになったのでしょう。めまいも不整脈もアトピー皮膚炎も、「口呼吸障害」が原因で、症状が起こっていたと考えられました。

テープを貼って寝たら血糖値が下がった！　糖尿病にもマウステーピングを

口呼吸は血糖値の上昇とも関連があり、あいうべ体操やマウステーピングなどの上咽頭ケアで血糖値が改善するケースを数多く経験しています。

糖尿病は、血糖値を下げるホルモンであるインシュリンの分泌が減ったり、効きが悪くなったりして、血糖値のコントロールがうまくいかなくなることから起こります。人種的に見て、アジア人は欧米人に比べるとインシュリンの分泌量が少ないと言われています。2021年の国際糖尿病連合（IDF）の統計によると、日本の糖尿病人口は1100万人。世界9位の糖尿病大国だと言われています。

糖尿病には1型、2型、妊娠性糖尿病などがありますが、更年期の時期に問題になってくるのは2型糖尿病です。女性ホルモンのエストロゲンはインシュリンの働きを助けて、血糖値を下げる効果がありますが、更年期になるとエストロゲンが減るので、血糖値も上がりやすくなると言われているのです。

ところが、この更年期に上がりやすい血糖値も、口呼吸を鼻呼吸に変えることで下がってくるケースが多いのです。口呼吸で寝ていたかたが、マウステーピングをすると、血糖値が下がってきます。「え？　口にテープを貼って寝ると、血糖値が下がるの？」と不思議に思われるかたもいると思いますが、これには改善する理論があるのです。

寝ている時に口呼吸をすると、体内に取り込める酸素が10％以上も減ると言われています。体内が低酸素状態になると、身体に大きなストレスがかかります。するとストレスホルモンが分泌され、血糖値を上げてしまいます。マウステーピングをすると、体内に取り込める酸素が正常になり、血糖値が上がりにくくなります。

体内が低酸素になりやすい睡眠時無呼吸の患者さんは、糖尿病を合併している率が普通の人より1・6倍も高いと言われています。

また、「いびきをかく人は、2型糖尿病のリスクが高くなる」という論文がハーバート大学から出されています。逆に、睡眠時無呼吸の治療でCPAPを使って身体に入る酸素を増やすと、寝ている時だけでなく、その後の24時間、血糖値が下がるという報告もあります。マウステーピングを行うと、寝ている時の低酸素を改善するので、自然に血糖値が下がってくるのです。

更年期になると血糖値が上がりやすくなるわけ

更年期以降になると、女性でも男性でも、血糖値が上がりやすくなります。この年代になると身体の筋肉が弱くなり、口呼吸をするようになることも原因の一つだと考えられます。昼間の鼻呼吸を心がけたり、寝る時にマウステーピングを行うことで、ヘモグロビン

Ａ１ｃ（ＨｂＡ１ｃ。過去1〜2ヵ月の血糖状態がわかる指標。基準値は4・6〜6・2％）が改善するかたが大勢いらっしゃいます。私の歯科医院では、マウステーピングを行った糖尿病の患者さんで、ヘモグロビンＡ１ｃが改善しなかったかたはいないほどです。糖尿病はコントロールが難しい病気です。特にこのヘモグロビンＡ１ｃはなかなか下がらないので、医師からは「食事に気をつけてください。運動を心がけてください」などと生活習慣を指導されるのです。

ところが、食事や運動に気をつけてもなかなか数値が下がらなかった患者さんでも、マウステーピングを続けると、少しずつ数値が下がってくるのです。マウステーピングを続けている患者さんの中には、糖尿病の薬が減った患者さんが何人もいます。担当している糖尿病専門医から「なにか特別なことをやっていますか？」とわざわざ聞かれるかたもいるほどです。

改善ケース43　糖尿病、夜間頻尿、倦怠感：60代・女性

60代の女性は、数年前に空腹時血糖値が２００㎖／㎗、ヘモグロビンＡ１ｃが9・7％もあると判明し、糖尿病と診断されました。治療のため、服薬と、インシュリンの自己注射をしていました。私の歯科医院に来院された時は、彼女のヘモグロビンA1cは6・1〜6・3％ほどで、何とかこれを6・0％以下にしたいと思い、食事や運動に気をつけて生活していました。しかし、どうしてもヘモグロビンA1cは下がらなかったそうです。それが、マウステーピングを始めてから半年後の血液検査で、ヘモグロビンA1cが一気に5・6％まで下がっていたのです。食事も運動も特に変えていなかったので、思い当たる理由は、マウステーピングしかなかったそうです。

その後もヘモグロビンA1cは徐々に下がり、他にもいろいろな不調が良くなりました。「夜間頻尿がなくなり、朝までぐっすり眠れるようになった」「それまでたびたびできていた口内炎ができなくなった」などです。そして、睡眠の質が良くなったので、昼間も疲れにくくなったそうです。

マウステープを使い始めて2年間で、ヘモグロビンA1cは4・8％まで下がり、体調もとても良いそうです（現在は5・6〜5・8％）。最近は、主治医から「インシュリンを減らしましょうか」という話も出ているそうです。

また、以前は、少し歩いても疲れてしまったのが、今では歩くのが全然苦でなくなったそうです。「この間、孫と一緒に2泊3日でテーマパークに行って、トータルで

30㎞歩いても全然平気でした。私、以前よりもかなり元気になっています」とうれしそうに教えてくれました。

私の歯科医院では、糖尿病の治療を受けている患者さんが来たら、まずは口呼吸をしていないかどうかを確認します。すると、ほとんどのかたが口呼吸をしている傾向があるので、すぐにマウステーピングを行っていただくようにしています。

改善ケース44　高血圧、糖尿病、夜間頻尿：70代・男性

70代の男性は、何年も前から高血圧と糖尿病の薬を飲んでいました。口呼吸があったので、マウステーピングをするようにお勧めしたところ、夜のトイレが減り、よく眠れるようになったと喜ばれました。

2週間ほどして、歯の治療にいらした時のこと。この患者さんは真顔で「俺は血圧計が壊れたかと思った」とおっしゃったのです。このかたは内科医から、毎日血圧を測るように言われて記録をつけていました。最高血圧は大体１４０㎜Hg前後だったそうですが、マウステープを使い始めて2週間ほどで、何度図っても血圧が１２０㎜Hg

台しか出なくなったのだそうです。それで、「血圧計が壊れた」と思ったそうなのですが、実はご自分の血圧が下がって安定してきていたのです。

このかたが、さらにマウステーピングを続けたところ「朝起きると、ふらつくようになった。アメをなめると落ち着く。どうやら低血糖になっているようだ」とおっしゃるのです。マウステーピングで体内に入る酸素が正常になり、自然に血糖値が上がらなくなったのでしょう。

ただこのかたは「血糖値が高い時に合わせて」薬を処方してもらっていたので、糖尿病の薬が効きすぎて、血糖値が下がりすぎてしまったのです。このかたには、すぐに内科を受診して、薬の調整をしていただくように説明しました。

このように、それまでと同じ食事や生活習慣のままでも、マウステーピングを行うことで血糖値が下がるかたは多くいらっしゃいます。

マウステーピングで、歯周病と糖尿病を同時に予防

糖尿病は、歯周病とも大きな関係があります。糖尿病が進むと身体の組織が弱くなり、炎症や感染が起こりやすくなります。すると歯周病も進みやすくなり、歯肉が炎症を起こして、腫れたり、出血しやすくなったりします。逆に、歯肉に炎症が起こると、血糖値が上がることもわかってきています。糖尿病と歯周病の間には、「負のスパイラル」が存在するのです。

また、口呼吸をすると口の中が乾きやすくなり、歯周病が進みます。マウステーピングは口呼吸を予防して、寝ている時の低酸素を改善するとともに、口の中の乾燥を防ぎます。これが歯周病の予防にもつながり、糖尿病を安定させてくれるのです。

このような理由から、私の歯科医院では、糖尿病の治療を受けているかたには、積極的にマウステーピングをお勧めして、歯周病とともに、血糖値の安定を目指しています。

左ページの表は、私の歯科医院の患者さんのうち、内科で糖尿病の治療を受けているか

マウステーピングによるHbA1cの改善結果

No	年齢	性別	HbA1c	改善値	No	年齢	性別	HbA1c	改善値
1	65	F	6.3-4.8	1.5	16	69	M	6.9-6.3	0.6
2	42	F	7.5-6.1	1.4	17	63	M	6.0-5.4	0.6
3	69	F	8.0-6.6	1.4	18	65	M	7.1-6.5	0.6
4	78	F	7.0-5.8	1.2	19	92	M	6.8-6.2	0.6
5	69	F	9.2-8.1	1.1	20	73	M	6.5-5.9	0.6
6	75	M	9.1-8.1	1.0	21	85	F	6.5-5.9	0.6
7	77	F	7.2-6.2	1.0	22	74	F	6.8-6.2	0.6
8	64	M	7.0-6.0	1.0	23	72	F	7.4-6.9	0.5
9	80	F	8.1-7.2	0.9	24	76	M	7.5-7.0	0.5
10	75	M	7.3-6.5	0.8	25	83	F	6.5-6.0	0.5
11	67	F	7.2-6.5	0.7	26	74	F	7.3-6.9	0.4
12	34	F	6.8-6.1	0.7	27	80	F	6.4-6.1	0.3
13	72	F	6.9-6.2	0.7	28	88	F	6.7-6.4	0.3
14	69	M	7.8-7.1	0.7	29	74	M	6.5-6.2	0.3
15	74	M	6.7-6.0	0.7	30	40	M	8.3-8.5	-0.2

No 1、5、15がインシュリン注射と内服薬、ほかは内服薬のみ
なかじま歯科医院調べ（2024）

たのデータです。マウステーピングを始めると、ほとんどの患者さんでヘモグロビンＡ１ｃが改善しました。これは年齢、性別関係なく、またインシュリンの自己注射をしているかたでも、血糖値（ヘモグロビンＡ１ｃ）の改善がみられました。

糖尿病の3大合併症を防ぐためにも

糖尿病が進むと合併症が起こります。特に問題になるのが、以下の３つの合併症です。

①糖尿病網膜症↓失明の危険
②糖尿病神経症↓足の壊死・切断など
③糖尿病腎症↓悪化すると人工透析

このような合併症まで病状を悪化させないためにも、糖尿病があって、口呼吸をしているかたには、積極的にマウステーピングをお勧めしています。

第10章　イライラ、うつ、自律神経失調症の壁

更年期に起こりやすいメンタルの不調もよくなる

更年期になると、それまで鼻呼吸をしていた人も口呼吸をしがちになります。口呼吸はメンタルの不調を引き起こすことがあります。その理由には、以下のことが考えられます。

○口呼吸をすると、身体に入る酸素が減る
○口呼吸による夜間頻尿は、睡眠の質を低下させる
○鼻呼吸をすると、鼻から吸った空気が脳をクーリング（冷却）して脳の興奮を冷ましてくれる。口呼吸だと脳を冷やさない
○口呼吸をすると、慢性上咽頭炎を引き起こすことが多い。慢性上咽頭炎は、自律神経を乱し、抑うつ傾向を引き起こすことがある

口呼吸をすると、吸い込める空気が減るので、身体の中が低酸素になります。すると眠りが浅くなり、睡眠障害を起こし、「睡眠導入剤（眠剤）」を処方されていることがあります。

それが、マウステーピングで低酸素状態が改善すると、深く眠れるようになります。薬を飲まなくても、眠れるようになることもあります。

また、寝ている時に口呼吸をすると、夜間頻尿になりやすく、夜中に何度も目が覚めてしまう「中途覚醒」が起こります。つまり、「トイレで目が覚めてしまう」ために、睡眠障害に陥っていることがあるのです。

鼻から吸った空気は、鼻を通ることで温められて体内に取り込まれますが、同時に「脳から熱を取り除く」という効果があります。脳を冷やすという効果も、メンタルの不調の改善には効果があるのです。

口呼吸をすると、のどの奥にある上咽頭が乾燥して、慢性上咽頭炎を起こします。上咽頭は自律神経を整える免疫の司令塔でもあり、上咽頭に炎症が起こると「うつ、無気力、認知機能障害、倦怠感、不安障害、パニック障害」が起こることがわかっています（日本病巣疾患研究会）。

では、マウステーピングを行うことで、メンタルの不調が改善したケースを見ていきましょう。

改善ケース45　イライラ、副鼻腔炎（蓄膿症）、睡眠障害：50代・男性

このかたは、ご夫婦でマウステーピングを行ったところ「ご夫婦仲が良くなった」そうです。「うちの旦那さんは、以前は『瞬間湯沸かし器』のように、すぐにカッとなって怒っていたのが、マウステーピングをして寝るようになったら、とても穏やかになり、けんかが減りました」、と言うのです。

ご主人はもともと蓄膿症がひどかったそうですが、マウステーピングを行うようになったら、鼻の通りが良くなり、蓄膿症の症状が楽になったそうです。蓄膿症があるかたは、いつも鼻が詰まっていて、寝る時に口呼吸をしているので、良い睡眠が取れていないことが多いのです。それがマウステーピングを行うことで鼻が通り、寝ている時に吸い込める酸素が増えたことで、睡眠の質が改善し、気持ちも穏やかになられたのでしょう。

改善ケース46　うつ、イライラ、心療内科通院：70代・女性

私の歯科医院の患者さんが、「お友達にいびきがひどい人がいるから、マウステー

ピングをするように勧めたら、ご主人からとても喜ばれたの」と教えてくれました。

そのお友達は70代の女性で、更年期が始まったころから、気持ちの落ち込みがひどく、うつ傾向になり、もう20年以上も心療内科への通院が続いていたのだそうです。

そのかたは、いつもイライラして怒っていて、ご主人が話しかけても無視して答えなかったり、お孫さんを怒鳴ってしまったりということが長年続いていたそうです。

それがマウステーピングを始めて間もなく、ご主人から「うちの奥さんがとても優しくなった。昔の奥さんに戻ったようだ」と言われたのだそうです。

このかたは、更年期のころから口呼吸が始まり、睡眠障害やうつ傾向に陥っていたのでしょう。マウステーピングは、精神安定剤ではありませんが、鼻呼吸は脳をクーリングしてくれますし、睡眠の質を改善します。そして慢性上咽頭炎を改善するので、イライラしたり、気持ちが落ち込んだりしていたかたの不調が改善したのでしょう。


２０２０年からのコロナ禍以降、マスクの下で口呼吸をしているかたが増えました。実際、２０２０年以降「更年期障害を強く感じるようになった人は2倍に増えた」という報道もあります。更年期よりも若い年代＝「プレ更年期」のかたでも口呼吸をしがちになり、更年期障害のような症状（自律神経失調症やうつ傾向、睡眠障害など）が起こりやすくなっています。

口呼吸をすると、慢性上咽頭炎を起こしがちになります。すると、生理不順、ＰＭＳ（月経前症候群）、自律神経の乱れなどを起こしがちになり、身体にさまざまな不調が起こることがあります。ところが、その不調と口呼吸を関連づけて診断するお医者さんがあまりいらっしゃらないので、治療をしても良くならないと、最後は「メンタルの問題」とされてしまうのでしょう。

元カレと復縁して、入籍、出産へ！

改善ケース47　うつ、自律神経失調症、イライラ、夜間頻尿：30代・女性

このかたは3年前からよく眠れなくなり、心療内科を受診したところ睡眠導入剤（眠剤）を処方されました。眠剤を飲んでも眠れず、結局3種類の眠剤を処方され、「自律神経失調症、「うつ」と診断されました。それでも眠れず、極度の睡眠障害を起こしていました。よく眠れないために、職場ではいつもイライラして、人間関係もうまく

いかず、当時つきあっていた男性ともけんか別れをしてしまいました。

このかたの症状改善のきっかけは「夜間頻尿」でした。毎晩5回はトイレに起きていたのですが、マウステーピングを行ったところ、夜起きることがなくなりました。マウステーピング続けることで、眠剤を飲まなくても、しっかりとした睡眠が取れるようになりました。つまり、このかたは「自律神経失調症」でも「うつ」でもなく、寝ている時の口呼吸のために起こっていた夜間頻尿が原因で睡眠障害になり、メンタルの不調が現れていたのです。

よく眠れるようになり、イライラすることもなくなったこのかたは、元カレに連絡してみたところ、彼もまだ独身で、またつきあうことになりました。そして間もなく入籍。すぐに妊娠がわかり、その後、無事に出産なさったそうです。このかたは以前、「私は人間関係もうまく行かないし、心療内科に通院して薬も飲んでいる。もう一生、結婚も子供を持つこともあきらめている」と言っていましたが、たった1本のテープを口に貼って寝たことで、まさに「人生が変わった」のです。

このかたのケースには本当に驚きました。このように、マウステーピングを行って身体の調子が良くなると「人生が変わりました」と喜ばれることは珍しくありません。「もしマウステーピングを知らなかったら、自分の人生は不調だらけだった」とおっしゃるかたもいらっしゃいます。

第11章　アレルギー（花粉症、じんましん他）の壁

アレルギーと呼ばれる症状も口呼吸障害で起こっている可能性がある

花粉症やアトピー性皮膚炎（以下、アトピー）など、アレルギーに分類される症状の中にも、実は口呼吸障害が原因と考えられるものがあります。

口呼吸をすると慢性上咽頭炎を起こしやすくなります。慢性上咽頭炎は、アレルギーや皮膚疾患を引き起こします。実際、口呼吸を鼻呼吸に変えるために上咽頭ケアを続けると、花粉症が出なくなったり、アトピーが良くなったりするかたは多くみられます。

私の歯科医院では、１５０人以上の患者さんの花粉症が改善して、薬が必要なくなっています。また、上咽頭ケアを続けることで、アトピーや掌蹠膿疱症が改善しなかった患者さんはほとんどいませんでした。

花粉症を改善することが、更年期障害の予防・改善につながる

「花粉症を改善しておくことが、更年期障害の予防・改善につながります」と聞いて「え？

どうして？」と思われるかたもいらっしゃると思います。

花粉症は、コロナ禍以降、増えてきています。２０１９年の厚生労働省による全国調査によると、日本人で花粉症の出るかたは19・６％でした。それが、２０２２年の調査によると、日本人の42・５％に花粉症の症状が出ているのだそうです。

花粉症は、口呼吸が原因で起こっていることが多く、コロナ禍で花粉症が増えたのも、マスク生活が続き、マスクの下で口呼吸をするかたが増えたからだと考えられます。

それまでマウステーピングを行って花粉症が出なくなっていた患者さんでも、コロナ禍以降、症状が出るようになったかたがいました。マスクの下で口呼吸をしていたのが原因でしょう。マウステーピングは、寝ている時の口呼吸は予防できますが、昼間のマスクの下の口呼吸は防げません。それまで昼間は鼻呼吸をしていたかたが、マスクの下で口呼吸をするようになると、のどの奥の乾燥を招いて、花粉症が出るようになるのです。

こんなかたには、マウステーピングとあわせて、鼻うがいをやっていただくと、間もなく花粉症の症状が落ち着いてきます。患者さんにもよりますが、鼻うがいを始めて一週間ほどで、症状がだいぶ落ち着いてくるかたが多い印象です。もちろん昼間は、マスクの下で「鼻呼吸」を心がけていただくことも大事になります。

口呼吸をすると、のどの奥の上咽頭が乾燥して慢性上咽頭炎を招き、花粉症などのアレルギーが起こりやすくなります。つまり、「花粉症がある」ということは「慢性上咽頭炎」があるとも言えるのです。

慢性上咽頭炎は、更年期に起こりやすい症状の原因にもなるので、上咽頭ケアで花粉症が良くなるのと同時に、「頭痛がしなくなった」「肩こりが治った」「よく眠れるようになった」「身体のかゆみがなくなった」などと、更年期障害に関連する症状も良くなります。

また、花粉症が改善すると睡眠の質もよくなります。上咽頭ケアで花粉症が良くなると鼻の通りが良くなるので、体内に取り込める酸素が増えて睡眠の質が向上するのでしょう。

改善ケース48　リウマチ：60代・女性
改善ケース49　花粉症：30代・女性

60代の女性の患者さんは、口が乾きやすく、リウマチがあったので、マウステーピングを続けてもらったところ、リウマチの薬が必要なくなりました。リウマチは慢性上咽頭炎が関連していることがあるので、マウステーピングで改善したのでしょう。

このかたに、「マウステーピングで花粉症も改善する」ことをお話したところ「あ、うちのお嫁さんも花粉症があるから」と、お嫁さんにマウステーピングを勧めてくれました。その後、お嫁さんは花粉症が出なくなったそうです。

このお嫁さんは、別の歯科医院で定期的にクリーニングを受けているのですが、ある時、歯科医師から「最近、歯肉の調子がとても良くなり、引き締まってきていますが、何か特別なことをやっていますか？」と聞かれたのだそうです。花粉症を予防するためのマウステーピングが、歯周病も安定させたのですね。

政府も花粉症対策に乗り出した！

２０２３年、花粉症患者さんの増加を受けて、政府も「花粉症対策　３本柱（発症等対策、発生源対策、飛散対策）という花粉症対策を打ち出しました。

「発症等対策」は「アレルゲン免疫療法」が勧められています。これは、アレルギーの元となる「アレルゲン」を身体に取り込むことで、花粉に対する免疫をつけて、花粉症が出ないようにする方法です。皮下注射と、舌の下に薬を入れる「舌下《ぜっか》免疫療法」があります。

舌下免疫療法は、３年から5年、毎日薬を摂取する必要があります。これだけの手間が掛かりますが、治療が終わってから、再び花粉症が出ることもあるようです。保険で治療が受けられますが、花粉症の治療の対象となるのは「スギ花粉症」だけになります。

「発生源対策」は、花粉の発生源となるスギを、２０３３年度までに約2割減少させることを目標として、スギの伐採や植替えをするという施策です。

「飛散対策」は「花粉の飛散状況をデータで状況把握する」ということのようです。

どの方法も、花粉症を減らすまでには、少し時間がかかりそうですよね。マウステーピングなら、1月に始めればその年の花粉症のシーズンに間に合います。例えば、花粉症のあるかたに、1月から毎日、マウステーピングと鼻うがいをやっていただき、昼間は鼻呼吸を行ってもらうと、花粉が飛ぶ季節になっても、症状が軽くてすむことが期待できます。

改善ケース50　花粉症、唇の荒れ：50代・男性

私の住む長野県松本市では、3月には花粉は飛んでいます。ところが、私の歯科医院の患者さんで、毎年、3月に受診した時、「今年はまだ花粉は飛んでいないですよね」とおっしゃるかたがいます。このかたは、もともとひどい花粉症がありましたが、マウステーピングを始めてからは、症状が出なくなっています。マウステーピングを行

って慢性上咽頭炎が安定すると、「花粉が身体に入っても反応しなくなる」のです。

改善ケース51　花粉症、口の乾き：50代・男性

長年、花粉症のあったかたに、マウステーピングをお勧めしたところ、花粉症の症状が出なくなりました。このかたは、毎年花粉症のシーズンになる前に、耳鼻科で薬を出してもらい、症状が出たらすぐ飲んでいたそうです。ところが、マウステーピングを始めてからは症状が出なくなったので、薬を飲むことはなくなったそうです。

口呼吸をやめるとその他のアレルギーも改善

花粉症の他にも、慢性上咽頭炎が改善すると、「身体のかゆみ」「じんましん」「アトピー」などが改善します。花粉症と同様に、これらのアレルギー（と言われている症状）も「体質のせい」と思われがちですが、口呼吸を鼻呼吸に変えて、上咽頭をきれいに保つことで、改善するかたは多いのです。

改善ケース52　じんましん：40代・女性

歯の治療にいらした40代の看護師さんが、「歯肉が腫れて、全身にじんましんが出てしまいました」とおっしゃいました。特に両腕のじんましんがひどく、口の中は歯肉が2ヵ所、ひどく腫れていました。

このかたは寝る時にマウステーピングを行っていましたが、口の中が腫れていることから、起きている時に口呼吸をしている可能性がありました。また、3つの圧痛点にも痛みがあったので、口が乾燥して慢性上咽頭炎を起こした結果、じんましんが出た可能性がありました。

このかたには、早速マウステーピングと上咽頭洗浄（生理食塩水・梅のエキスの洗浄液）をやってもらいました。すると4日後には、腕に出ていた症状はなくなり、一週間で全身に出ていたじんましんは消えたそうです。歯肉の腫れも落ち着き、3つの圧痛点の痛みも改善しました。

改善ケース53　寒冷じんましん：50代・男性

口呼吸をしていた50代の男性は、10年以上前から「寒冷じんましん」がありました。

口呼吸対策にマウステーピングを行うようになってからは、温度差のあるところに行っても、寒冷じんましんが出なくなったそうです。

改善ケース54　じんましん：60代・男性

60代の男性は口呼吸をしていたので、2年前からマウステーピングを勧めていましたが、しかしご本人には口呼吸をしている自覚がなかったので、「自分には必要ない」と何度も断られました。

ある日、このかたが歯のクリーニングにいらした時、最近の体調を聞いたところ「実は、1年前からじんましんが出るようになって、皮膚科に通っているが治らない」とおっしゃるのです。3つの圧痛点に痛みがあったので、すぐにマウステーピングを始めてもらったところ、間もなくじんましんは出なくなりました。このかたは、まさか自分のじんましんが口呼吸から来ていたとは全く思わなかったそうです。

ちなみに、このかたのじんましんは、コロナのパンデミック以降に始まりました。マスクの下で口呼吸を始めたことが原因で起こったのだと思います。

改善ケース55　かゆみ、夜間頻尿、口の乾き：70代・女性

70代の女性は、初診時に口呼吸をしていたので、マウステーピングをお勧めしました。すると、朝起きた時の口の乾きがなくなり、夜トイレに起きることもなくなりました。同時に、1年前から続いていた「身体のかゆみ」もなくなったのです。

いつも身体がかゆくて、内科で塗り薬を処方されて塗っていましたが、かゆみが続いていたそうです。そのかゆみがマウステーピングのおかげで出なくなったので、とても驚いていらっしゃいました。

口呼吸をやめたら、治りにくい皮膚の病気が改善した

慢性上咽頭炎は、アトピーをはじめ、掌蹠膿疱症、乾癬や慢性湿疹などの難治性の皮膚の病気を起こします。それらの皮膚の病気はなかなか治らないことが多いのですが、上咽頭ケアをすることで改善することは珍しくありません。

次に、年齢・男女を問わず、皮膚の病気が改善した例をご紹介しましょう。

改善ケース56　アトピー性皮膚炎：12歳・女性

12歳の女の子は、4歳の時から、手にアトピーが出て、たびたび皮膚科でステロイド軟膏を処方してもらっていました。そして、皮膚の症状がひどくなるたびに強いステロイド軟こうが出されるようになったそうです。この子は口呼吸をしていたので、口の中は歯石がついて、歯肉炎の状態でした。

この子には、あいうべ体操とマウステーピングをやってもらったところ、1ヵ月で手の症状は良くなり、薬が必要なくなりました。お母さんはとても喜んでいましたが、この子は皮膚の症状が良くなったことで安心して、すぐにマウステーピングをやらなくなりました。すると2週間後には、また手のひらにアトピーの症状が出始めたとのこと。慌てて、あいうべ体操とマウステーピングを再開したところ、間もなく皮膚の症状は安定したそうです。

ステロイドは、アトピーなどの症状を抑えるだけで、根本的に治しているわけではありません。けれども、他に症状を抑える方法がないので使われています。

ところが、口呼吸を鼻呼吸に変えると、慢性上咽頭炎が良くなり、難治性と言われていたアトピー、掌蹠膿疱症、乾癬などの症状が良くなってくることが多いのです。なかなかよくならない皮膚症状があるかたには、まずは口呼吸をしているかどうかと3つの圧痛点を確認して、上咽頭ケアをお勧めしています。

改善ケース57　乾癬：40代・男性

40代の男性は、足に乾癬の症状が出て、皮膚科に通院していました。乾癬は口呼吸から起こることがあるので、患者さんにマウステーピングをお勧めしましたが「皮膚科に通っているので、必要ないです」と断られてしまいました。

3ヵ月後に受診なさった時も、足の乾癬は良くなっていなかったので、再度、マウステーピングを勧めましたが、また断られました。こんなやり取りをした9ヵ月後のこと。このかたが歯のクリーニングにいらした際に、皮膚がきれいになっていることに気がつきました。驚いて話を聞いてみると「薬を塗っていたが、症状が変わらなかったので、前回（3ヵ月前）からマウステーピングをやり始めました」とおっしゃるのです。マウステーピングを行うようになってからは、新しく乾癬の症状が出なくなり、皮膚がきれいになってきたそうです。

改善ケース58　アトピー性皮膚炎：60代・男性

歯のクリーニングで来院された60代の男性は、「4ヵ月前から全身にアトピーが出た。2ヵ所の皮膚科に通ったが、よくならなかった」「最後は、病院で『あなたの皮膚は一生治りません』と言われた」とおっしゃいました。3つの圧痛点に痛みがあったので、マウステーピングと鼻うがい（生理食塩水と梅エキスの洗浄液）の上咽頭ケアをお勧めしました。すると、皮膚の症状はどんどんよくなり、圧痛点の痛みもなく

60代男性のアトピーが改善

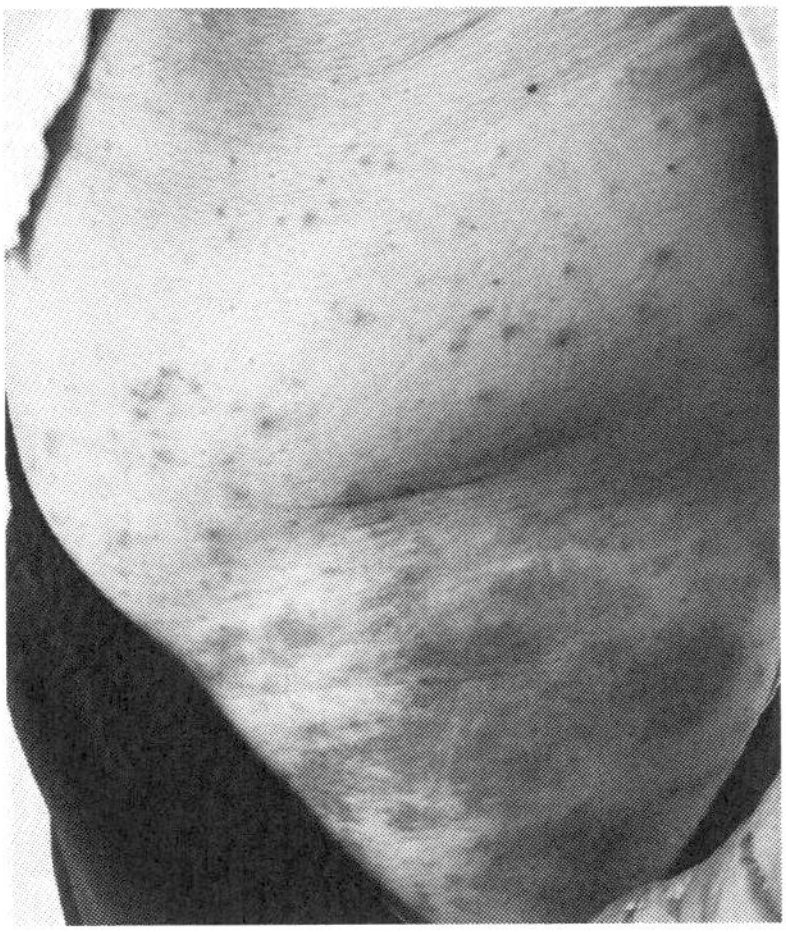

⇩上咽頭ケアで肌がきれいになった

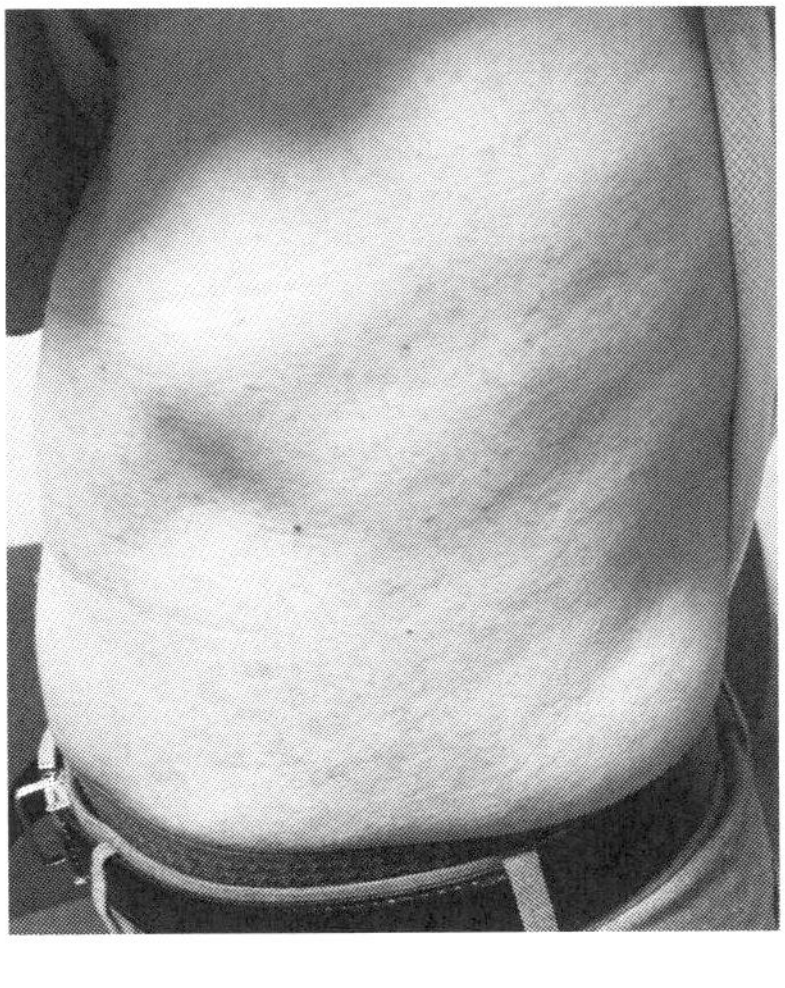

なりました。

改善ケース59　掌蹠膿疱症、めまい、倦怠感：60代・女性

このかたも、3つの圧痛点に痛みがあり、皮膚に水疱ができてむけていました（掌蹠膿疱症）。それが上咽頭ケアをしたら、圧痛点の痛みが改善し、皮膚がきれいになりました。同時に、めまい、倦怠感も改善したそうです。

手の掌蹠膿疱症が改善

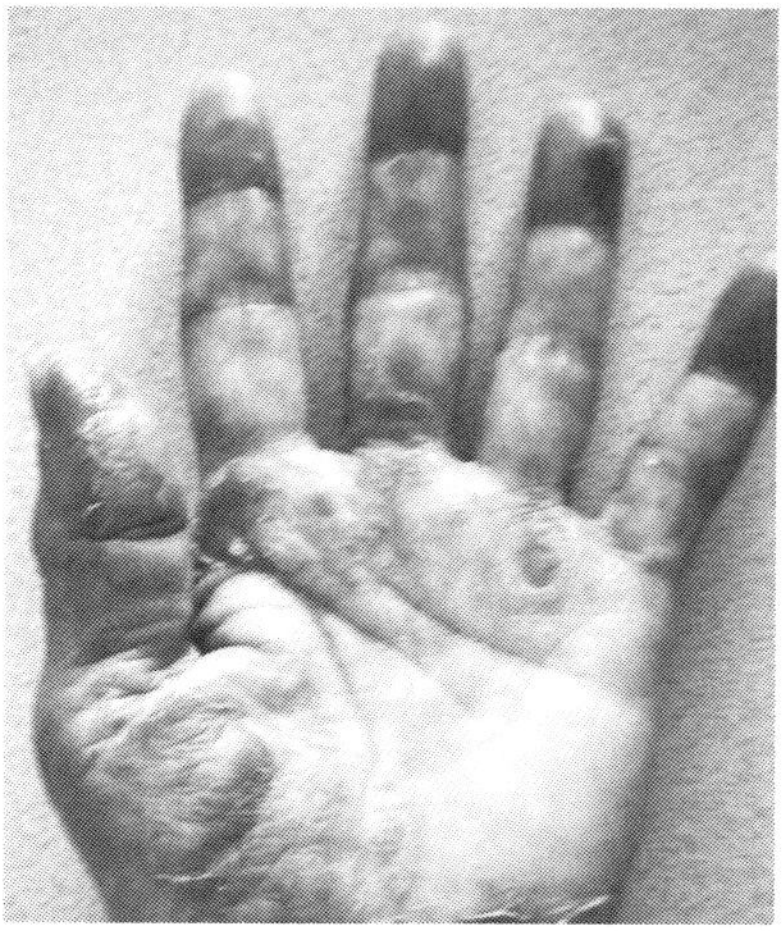

⇩見違えるほどきれいになった

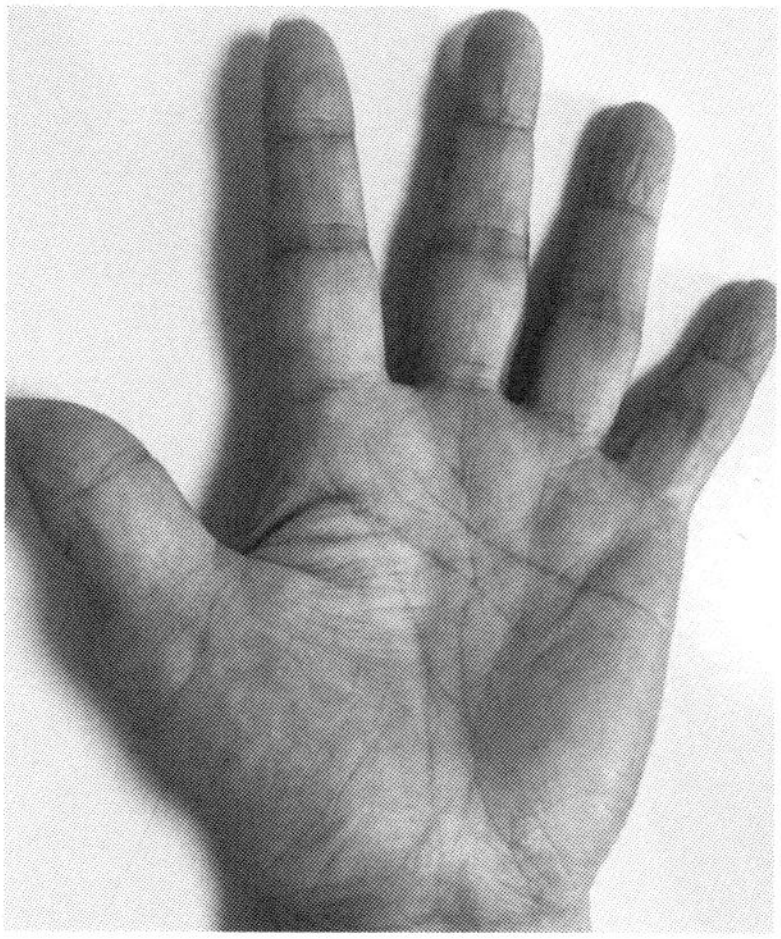

第12章　ドライマウス、口内炎、顎関節症の壁

更年期にはお口のトラブルが増える

更年期になると、お口の中のトラブルも増えてきます。これも、口呼吸が関係していることがあります。

例えば、「ドライマウス」「口内炎」「顎関節症」「歯肉の下がり」「歯肉の腫れ」「知覚過敏」「虫歯ができやすくなった」「唇が荒れやすい」「舌が乾く、ピリピリする」「味がわかりにくい」などです。

この「お口のトラブル」について、ご紹介していきます。

ドライマウス

更年期になって、口がいつも乾いてしまい、不快な思いをしているかたもいらっしゃるかと思います。歯科や口腔外科を受診すると「口腔乾燥症：ドライマウス」と診断され、唾液（つば）を出しやすくするための「唾液腺マッサージ」を紹介されたり、「あなたは唾液が出にくくなっています」と説明され「人口唾液」などを処方されたりすることもあります。

ドライマウスの原因は、薬の副作用、ストレスや緊張などと言われています。また、更年期になると「女性ホルモンが減る」ために、唾液が出にくくなるとも言われています。その他、シェーグレン症候群という自己免疫疾患でも、唾液が出にくくなり、口が乾くようになることがあります。

このようなかたでも、寝る時にマウステーピングを行うと、口が乾かなくなることがよくあります。口呼吸をすると、口から吸った空気を口から吐くので、口の中が乾燥します。昼も夜も口呼吸をしていると、唾液はきちんと出ているのに、すぐに乾いてしまうため、「ドライマウス」の状態になります。このようなケースでマウステーピングを始めてもらうと、翌朝から「朝起きた時に、口が乾いていない」「いつも口の中がぱりぱり張りつく感じがしていたのに、良くなった」と喜ばれます。

口内炎

更年期を過ぎると、口の乾きを感じるかたが増えるとともに、口内炎ができやすくなるかたも増えてきます。口内炎はビタミン不足などで起こると言われていますが、口呼吸が原因のことも多いので、日中は鼻呼吸を意識してもらい、寝る時にマウステーピングを行ってもらうと改善するかたが多いのです。口の中は柔らかい粘膜でおおわれていますが、口呼吸をすると唾液が乾きやすくなり、食べ物や歯が当たることで傷がつきやすくなります。

この傷は、唾液の働きで自然に治ることが多いのですが、口呼吸で口の中が乾くと細菌が増えて傷が治りにくくなり、口内炎ができてしまいます。また口呼吸をすると、夜、良い睡眠がとれないので、身体の抵抗力が落ちて、これも傷の治りを遅らせてしまいます。

改善ケース60　口内炎、高血圧：50代・女性

「私は口内炎ができやすいので、いつもビタミンBのサプリメントを飲んでいます」と言う、50代の女性患者さんがいました。「口内炎ができやすい」というのは「体質」ではなく、口呼吸からくることが多いので、私は患者さんに次のように聞きました。

「ビタミンBのサプリを飲んで、口内炎はできなくなりましたか？」

彼女の答えは、「サプリを飲んでも、口内炎はできます」でした。そこで早速、マウステーピングを始めてもらったところ、3ヵ月後、クリーニングにいらした時には「おかげさまで、あれから1回も口内炎ができていません」と喜ばれました。

さらに「口内炎ができなくなったのと同時に、血圧も下がって正常になったんです」ともおっしゃっていました。このかたは50代になり、血圧が上がってきたので経過を見ていたそうです。マウステーピングで体内に入る酸素が増えたので、口内炎ができなくなるのと同時に、血圧も安定したのでしょう。

ビタミンBには粘膜の傷を治す効果がありますが、サプリメントでも治らない口内炎は「口呼吸から来ている口内炎」の場合があります。口内炎は、歯科医師にとってもストレスになります。なぜなら、口内炎は、薬を出しても、レーザーを当てても、なかなか良くなりません。そして、くり返し何度も「また口内炎ができて、痛いんです」と受診してくるのです。

口内炎のできやすい患者さんには、昼間の鼻呼吸を意識してもらい、マウステーピングを行っていただきます。すると、口内炎は3日ほどで治ってきて、痛みがなくなります。最近はマウステーピングを行っている患者さんが多いので、私の歯科医院では口内炎ができる患者さんはほとんどいません。それでもごくたまに「口内炎ができました」と言う患者さんがいます。そんなかたによく話を聞いてみると「なんだか面倒で、実はマウステーピングをやめていました」といいます。そしてマウステーピングを再開してもらうと、すぐに口内炎が治ってくるのです。

舌がこすれて痛い

唾液が乾燥して、口の中が乾いてくると、「舌がピリピリしていて痛い」「味覚が変になった」と言うかたも出てきます。口呼吸をすると、口の中に傷ができやすくなります。舌の粘膜がむけたり、いつも舌が歯に当たってこすれたりして、痛みを感じることが多いのです。これは口呼吸による口の中の乾燥と、口呼吸の特徴である「低位舌」のせいでもあります。

こんなかたには、昼間は舌が上あごにつくように意識して鼻呼吸をしてもらい、夜はマウステーピングを行っていただくと、舌の痛みは良くなってきます。鼻呼吸をしている時は、舌の先端は上あごの歯の根元あたりにあるのですが、口呼吸だと舌が下がり、下あごの歯に当たっています。すると、舌の先端や横の縁がこすれて痛くなるのです。

改善ケース61　舌の痛み、口の乾き：60代・女性

「半年前から舌の横が痛くて治らない。悪い病気かと思い、ノイローゼになりそうです」と言って受診した60代の女性。舌には、悪性腫瘍を思わせるような問題はありませんでしたが、口呼吸からくる低位舌がありました。そこで、寝る時にマウステーピングをするようにお勧めし、「起きている時には鼻呼吸をしてくださいね」と伝えしました。けれども、1週間後に来た時にもまた「舌がこすれて痛い」といいます。

口呼吸をしがちなかたに多いのですが、ご自分では鼻呼吸をするように意識していても、他のことに集中したりすると、ついつい口呼吸に戻ってしまうことがあります。

そこで「昼間は舌が上あごについているように意識してください。口を閉じて唾をごっくんと飲み込んだ最後の舌の位置が、正しい舌の位置なのです」とお伝えして、毎日、舌の位置を意識していただくようにしました。するとこのかたは3ヵ月後に口のクリーニングに来た時に「先生、やっと舌が正しい位置にいるようになりました。そうしたら、舌が全然痛くないんです」とおっしゃっていました。

「舌がいつも痛い」「ぴりぴりする」とおっしゃるかたは多いのですが、ほとんどのケースで舌自体には問題がありません。口呼吸が舌の痛みを起こしているケースが多いのです。

そしてもう一つ、舌が痛む原因があります。それが慢性上咽頭炎です。くり返し説明しているように、慢性上咽頭炎はさまざまな症状を起こします。その一つが「三叉神経や、舌咽《ぜついん》神経からくる痛み」です。これらの神経は、脳から身体へとつながっている12脳神経で、舌の痛みなどを感じる感覚を担っています。のどの奥にある上咽頭に炎症が起こると、三叉神経や舌咽神経領域にも痛みが出るようになります。すると「舌自体には問題がないのに、舌に痛みを感じる」ことが起こるのです。

舌に痛みを感じるかたは、口腔外科を受診することが多いと思います。私も口腔外科にいたころは「舌がぴりぴりする」「舌が痛い」と言う患者さんの診察をしていました。

普通、舌に痛みを感じていても、舌自体には問題がないと「舌痛症」と診断されます。舌痛症は、メンタルから来ていると判断されることもあり、心療内科で精神安定剤などを処方されることになります。

しかし実際は、低位舌や慢性上咽頭炎によって舌に痛みが起こっていることが多いので、私の歯科医院では上咽頭ケアを勧めています。それで、ほとんどの人の舌の痛みは改善しています。

口内炎や舌の痛みは、マウステーピングを行えば、ほとんどのかたは1週間ほどで楽になり、改善してきます、1～2週間たっても全く良くならなかったり、逆に口内炎が大きくなってきたりしたら、別の病気の場合もあるので、口腔外科への受診をお勧めします。

「歯がしみる」「歯が痛い」「噛むと違和感がある」

歯には原因がないのに「歯がしみる」「歯が痛い」「噛むと違和感がある」「ご飯を食べた後、歯がジワーンと痛くなる」などの症状を起こすことがあります。これを「非定型歯痛《ひていけいしつう》」と呼びます。これも、口呼吸が原因で起こっていることがあります。

口呼吸があると、慢性上咽頭炎を起こしやすくなります。上咽頭には、「三叉神経」「舌咽神経」が通っているので上咽頭に炎症が起こると、これらの神経に関係している「歯の痛み」や「舌の痛み」を起こすことがあります。

歯に痛みを感じる時に起こっているのが、歯の挺出《ていしゅつ》です。挺出とは、歯が正常な位置よりも、ほんのわずか浮き上がることをいいます。そうなると、かみ合わせるだけで歯に負担がかかり（咬合干渉《こうごうかんしょう》）、歯に痛みを起こすことがあります。

この場合、かみ合わせを調整して、1週間ほどその部分で硬いものをかまないようにして歯を安静にしていただくと、また元のように噛めるようになることがほとんどです。ところが慢性上咽頭炎があると、この歯の挺出を短期間にたびたびくり返す人がいらっしゃいます。特にコロナ以降、そんなかたが増えています。

歯科医院で咬合調整をしても、歯の痛みをくり返す場合は、歯の神経を抜いたり、歯の食いしばりを防ぐためのマウスピースを使ったりすることがあるようです。場合によっては、痛みを取るために歯を抜くこともあるようです。

抜歯まではいかなくても、何度もくり返し痛みを訴えてくる患者さんは「不定愁訴扱い（原因もないのに不調を訴えること）」されて、舌痛症の時と同様に、心療内科へ行くように言われることも多いようです。「何かメンタルに問題があるので、くり返し歯の痛みが起こるのだろう」と判断されてしまうのです。

実はこの非定型歯痛は、口呼吸から起こる慢性上咽頭炎が原因の口呼吸障害から起こっていることがあります。症状にあわせて上咽頭ケアを行うことで、歯の痛みがピタッと治り、くり返さなくなることは珍しくありません。ところが「慢性上咽頭炎から歯の痛みが起こる」ことをご存じの歯科医師はまだ多くないので、「不定愁訴扱い」されてしまうのでしょう。

私の歯科医院では、非定形歯痛は次のような手順で治療を行います。

3つの圧痛点に痛みがあり、慢性上咽頭炎で歯の痛みが起こっている可能性のある患者さんには、

①まず状態を説明して、昼間も鼻呼吸をするようにお伝えする
②そして咬合調整をして、マウステーピングや鼻うがいをお勧めする
③歯の調整をして1週間は、硬いものや粘るものは噛まないように気をつけていただく
④2週間ほどで症状の確認を行う（これで歯の痛みは治まっていることが多い）
⑤まだ歯の痛みがある場合は、「どうしても無意識に昼間、口呼吸をしてしまう」か「慢性上咽頭炎がひどい」ことが考えられるので、この時点で、梅のエキスの洗浄液を使って上咽頭洗浄をしてもらう

こうして、2週間後に症状を確認すると、ほとんどの患者さんで歯の痛みが治まり、3つの圧痛点の痛みも改善しています。同時に、肩こりや頭痛もしなくなっていることもあります。

この非定型歯痛の特徴としては、3つの圧痛点の痛みの強い側に起こることが多く、奥

歯にも、前歯にも痛みが起こることがあげられます。慢性上咽頭炎があると、上あごとほおの境目が腫れて膨らむことがあり、入れ歯をしている人でも、あごに痛みを起こすことがあります。

改善ケース62　非定型歯痛、知覚過敏、頭痛、肩こり：40代・女性

40代の女性の看護師さんは、コロナの感染拡大が始まってしばらくしたころから、右上の歯に痛みを感じるようになりました。最初は知覚過敏だと思っていましたが、痛みが強くなったため、私の歯科医院を受診されました。虫歯はありませんでしたが、歯が浮いて（挺出）して、上下の歯が強く当たる状態でした。噛み合わせの調整（咬合調整）をして、いったん痛みが治まりましたが、また2週間もすると、同じような痛みを起こしました。その後、何度も歯の痛みをくり返し、右側に頭痛や肩こりも現れました。

3つの圧痛点のうち、右側に強い圧痛があり、慢性上咽頭炎との関連を考えて、上咽頭ケア（マウステーピングと鼻うがい）をやっていただいたところ、歯は浮かなくなり、頭痛、肩こりもしなくなりました。

コロナ禍以降、この非定型歯痛を起こしている患者さんが増えています。私の歯科医院では、650人以上の患者さんに非定型歯痛がありましたが、皆さん、上咽頭ケアで歯の痛みがなくなっています。

口呼吸が顎関節症を起こすこともある

コロナのパンデミック以降、顎関節症を起こすかたが増えています。顎関節症はストレスによる食いしばりなどが原因で起こることがあるのですが、慢性上咽頭炎が顎関節症の症状をひどくしているケースもありました。

改善ケース63　知覚過敏、非定型歯痛、顎関節症：70代・女性

70代の女性は、急に歯がしみて知覚過敏を起こすようになりました。歯がしみるのは、歯が浮いて（挺出）強く当たっているので、すぐに歯の調整（咬合調整）をしました。普通はこれで落ち着くのですが、このかたは1週間もすると、また「歯が痛い」と来院。今度は、「口が開きにくくなる顎関節症」も起こしていました。

通常、顎関節症はマウスピースを入れて、１週間もすればあごの症状が改善するのですが、このかたはマウスピースを入れても全く症状が良くなりませんでした。このような治りにくい症例は初めてでした。このかたは口呼吸をしていて、いつも口の中がぱりぱりと乾いていました。

マウステーピングは以前から行っていましたが、これだけ口が乾いているということは「昼間の口呼吸」が考えられました。３つの圧痛点にも痛みがあったので、早速、鼻うがいを始めてもらったところ、歯の痛みは少し良くなりましたが、まだ顎の痛みは続いていました。そこで今度は、梅のエキスの洗浄液を使って上咽頭洗浄を試してもらいました。

すると、始めて1週間後には、３つの圧痛点の痛みが改善し、歯の痛みもあごの症状も、うそのように楽になったのです。これにはとても驚きました。あんなに長引いていた症状が、梅のエキスの洗浄液を使っただけで、まるで手品のように改善したのです。このかたの歯の痛みや顎関節症は、慢性上咽頭炎が関連して起こっていたと考えられました。

その後も上咽頭ケアを続けていただき、このかたの症状は安定しています。

改善ケース64　顎関節症、非定型歯痛、コロナ後遺症、後鼻漏、せき：30代・女性

このかたは、コロナに感染後、いつまでもせきが続いていました。口呼吸をしていたので、鼻うがいをお勧めしていましたが、それでものどの不調が続いていました。コロナに感染すると、慢性上咽頭炎がひどくなることがあります。

慢性上咽頭炎はせきやタン、のどの違和感や後鼻漏などを起こします。このかたに上咽頭ケア（マウステーピング、鼻うがい、梅のエキスの洗浄液）をやってもらったところ、2週間ほどでのどの症状はなくなりました。のどの調子が良くなったので、このかたは上咽頭ケアを止めました。

するとその5日後に、突然、あごが痛くなり、口を開ける時も食事をする時も、叫ぶほどの痛みが出てしまいました。このかたは、上咽頭ケアをやらなくなったため、3つの圧痛点の痛みが強くなるとともに、慢性上咽頭炎の症状があと戻りして、顎関節症として出てしまったのだと考えました。

すぐにマウスピースを作り、上咽頭ケアを再開してもらいました。1週間後に受診した患者さんは「もう全然痛くなくなりました」とおっしゃっていました。上咽頭ケ

アを再開した翌日には痛みが和らぎ、３日目にはあごの痛みは全くなくなったそうです。

「唇が荒れる」「リップクリームが手放せない」は口呼吸のサインかも？

いつもバッグの中にリップクリームが入っていて、「一年中リップクリームが手放せない」と言うかたは、口呼吸になっていることがあります。口呼吸をすると、口から空気を吸ったり吐いたりするので、いつも乾いた空気が唇にふれています。すると唇が乾いたり、むけたり、ひび割れたりしやすくなるのです。

改善ケース65　唇の荒れ、口内炎、花粉症：20代・女性

このかたは、いつも唇が縦にひび割れていて、歯の治療で口を開けると、唇がぱっくり割れて血が出ていました。このかたにマウステーピングをお勧めしたところ、唇は乾かなくなり、特に薬をつけることもなく、唇のひび割れはなくなりました。彼女は、いつも口内炎ができやすく、花粉症もありましたが、このどちらも改善し、口内

炎はできなくなって、花粉症も軽くなりました。

私は、患者さんの治療をする時に、まず唇の状態を見ます。唇が乾いていたり、ひび割れたりしているのは、口呼吸をしているサインです。せっかく、歯のクリーニングをしても、口呼吸のままでは歯石がつきやすく、歯周病が進んでしまいます。

寝る時にマウステーピングを行っていても、唇がひび割れていたら、これは「起きている時に、口呼吸をしている」サインです。舌が下がらないように、上顎につくように説明して、いつも鼻呼吸をしていただくと、唇は乾かなくなり、荒れなくなります。

更年期以降の歯肉下がりの予防法

年齢が上がってくると、歯肉が下がって、歯と歯の間の根元に隙間ができたり、歯の根元が露出したりします。すると、知覚過敏になったり、歯の根元に虫歯ができやすくなったりします。

また、口呼吸をすると歯周病が進みやすくなり、歯肉も下がりやすくなります。逆に、マウステーピングなどで口呼吸対策をすると、歯肉が安定してきます。

この「歯肉下がり」が起こらないようにするために、私の歯科医院の患者さんには「歯磨きの方法」にも気をつけていただいています。

今、多くの歯科医院で推奨されている歯磨き法は、歯ブラシを歯と歯肉の境目に合わせて、小さく小刻みに横に動かす「バス法」と呼ばれる方法です。この方法は適度な力でやると効果があるのですが、実は多くのかたが「しっかり磨かなくては」と、ついつい力を入れて、横に大きく動かして磨きがちになっています。すると「歯ブラシの力で歯肉が下がって」しまうのです。歯肉が下がったところに、さらに横磨きを続けると、歯の根元に知覚過敏が起こったり、歯の根元がＶの字に削れる「楔状欠損《くさびじょうけっそん》」が起こってきます。歯の根元は歯の質が弱いので、この部分だけに虫歯ができるかたもいます。

寝ている時に口呼吸をすると、口の中が酸性に傾きます。すると、歯の表面のカルシウムがとけ出し、虫歯になりやすくなります。

また、今の歯磨き粉には研磨剤が入っているものが多いので、歯の質の弱い根元に、毎日継続して歯磨き粉が当たると、さらに歯の根元が削れてしまいます。

歯科医院では、これを防ぐために「小さく、小刻みに、強く磨きすぎないように」と指導されるのですが、患者さんには、なかなか「その加減」がわからないので、強く磨いてしまうかたが多いようです。

私の歯科医院では、患者さんに次のように磨くようにご説明しています。

①最初は、歯磨き粉をつけないで水だけで磨いてください

②横磨きはしないで、歯ブラシを歯と歯肉の境目の歯肉に当てて、歯肉のほうから歯に向かって、くるっとマッサージをするように磨いてください。

③物足りなかったら、最後に歯磨き粉を少しだけつけて、歯のかみ合わせや頭の部分を磨いてください

これは、昔よく指導されていた「ローリング法」という方法です。この方法は歯と歯肉の境目の歯垢（プラーク）が取れにくい、ということで、今ではバス法が主流になっています。けれども、マウステーピングを行うとプラークがあまりつかなくなり、歯肉が腫れなくなるので、このローリング法でも十分に歯磨きができます。

逆に、バス法を続けていると、いくら気をつけていても歯肉が下がってしまうかたが多

く、一度下がってしまった歯肉は、元に戻ることはありません。そして、一度削れてしまった歯の根元の虫歯も、白い詰め物(レジン)を詰めても、横磨きを続けることで取れてしまったり、さらに歯が削れて虫歯になったりする、ということをくり返すことが多いのです。

また、患者さんには歯間ブラシの使用もできるだけ控えるようにご説明しています。歯間ブラシはとても簡単なのですが、使いすぎることで「歯間ブラシの力で歯の根元の歯肉が下がってしまう」「歯間ブラシを使うことで、歯肉が下がって露出した歯の根元が削れてしまう」のです。

もちろん、ブリッジなど歯の根元に隙間があって、ゴマなどが引っかかって取れない時は、小さいサイズの歯間ブラシを使っていただいてもけっこうです。しかし、毎日、歯の根元に歯間ブラシを使っていると、歯肉が下がってしまいます。すると、細いサイズの歯間ブラシでは物足りなくなり、もう少し太い歯間ブラシを使うようになり、また歯肉が下がってきます。すると今度は、歯の根元が歯間ブラシで削れてしまうのです。また歯間ブラシは、歯周ポケット（歯と歯肉の間の隙間）の中までは入れることはできないので、歯間ブラシだけでは、歯周ポケットの中に歯石がついてしまいます。

その代わりに使っていただくのが、デンタルフロスです。デンタルフロスは歯の側面に沿わせて使っていただくことで、ポケットの中のプラーク（歯垢）を除去することができますし、歯が削れることもありません。ただ、デンタルフロスは使うのが少し難しいのが難点です。

「デンタルフロスは難しいので、歯間ブラシを使っても良いですか？」と聞かれた時には「もしデンタルフロスが難しいなら、歯磨きだけでも良いですよ。取れない部分の汚れは、歯科医院のクリーニングで取りますから。」とご説明します。

私はケアマネージャーの資格を持っていて、歯科の往診もしています。介護が必要になった時、口の中に「根元が下がった部分」があると、どうしても虫歯になりやすくなります。根元の虫歯はあまり痛みがないので、虫歯が大きくなると、歯が折れてしまいます。介護が必要なかたは、歯が折れてもそのままになっていることがあり、その部分に汚れがたまります。すると、誤嚥性肺炎のリスクも上がります。

更年期世代ではありませんが、次のようなケースを経験したことがあります。

口唇壊死、口呼吸：80代・男性

以前、老人介護施設に往診に行った時のことです。80代の寝たきりの男性は、残っていた歯が根元で折れてしまい、上顎に犬歯《けんし》が1本だけ残っていました。そしてその犬歯は下の唇に当たり、傷をつけて唇を壊死《えし》させていました。犬歯の当たっていた赤い唇の部分は、その下の皮膚の境目部分まで溶けてなくなっていたのです。それを見た時は衝撃でした。

根元の虫歯は痛むことが少ないので、放置されがちです。この患者さんを診たこともあり、私の歯科医院の患者さんには、早いうちから歯周病治療の大切さや、横磨きで歯の根元が下がったり、削れたりするリスクをお伝えして、マウステーピングを行っていただいています。

マウステーピングなどの口呼吸対策をすると、歯には汚れが残りにくくなり、虫歯もできにくくなります。口呼吸をしていた時と比べると、別人のように歯肉が腫れにくくなるかたも多く、将来的にも虫歯や歯周病が予防できると考えています。

第13章　肌荒れ、骨粗鬆症、胃腸の不調の壁

更年期に起こる不調はまだまだある

この章では、更年期に起こりやすい症状で、ここまでご紹介できなかったものについて、まとめてお知らせしたいと思います。

まずは、「アンチエイジング」についてお話したいと思います。更年期になると、誰もが肌の衰えが気になると思います。それが、マウステーピングを行うことで改善できた例は多いのです。

改善ケース66　全身の肌の改善：60代・女性

60代の女性は更年期以降、肌がカサカサして、お風呂上りにいつもボディクリームを塗っていたそうです。それが、マウステーピングを行うようになってしばらくすると、お風呂上りにボディクリームを塗ろうとしたら、クリームがいらないほど、お肌がすべすべしていました。お肌トラブルもなくなったそうです。

改善ケース67　顔の肌荒れ：80代・女性

「お肌の調子が良くなった」と私に最初に教えてくれたかたです。「マウステーピングを行うようになったら、顔のお肌の調子が良くなった。これはマウステーピングと関係ありますか？」と質問してきたのです。

それまで、マウステーピングでアトピー性皮膚炎や掌蹠膿疱症、乾癬などの皮膚の病気が良くなるかたは多かったのですが、お肌自体の調子が良くなったと聞いたのは、このかたが初めてでした。その後、マウステーピングを行うかたが増えてくると「顔や手、身体の皮膚」の調子が良くなるかたが増えてきました。

改善ケース68　花粉症、唇の荒れ、肌荒れ：40代・男性

「毎年、冬になると手が荒れてひび割れるし、唇が荒れる。ハンドクリームとリップクリームが欠かせなかった」とおっしゃる40代の男性は、マウステーピングで花粉症が出なくなりました。手も唇も荒れなくなったので、リップクリームもハンドクリームも必要なくなっています。

その他にも「お化粧の時に肌をさわったら、スベスベしていて、マウステーピング前とは全然違ってきた」とおっしゃるかたは何人もいらっしゃいました。

マウステーピングを行うことで、お肌の調子が良くなるのには、いくつかの理由が考えられます。

①体内に取り込める酸素が増えるので、新陳代謝が活発になる

②鼻呼吸だと良い睡眠が取れ、皮膚の代謝（ターンオーバー）がよくなる

これらの影響で肌の調子がよくなるうえ、体調がよくなってきます。私は、体内に取り込める酸素の量が不足することが、「老化」を招いているのではないかと考えています。口呼吸をやめて鼻呼吸にすると、「もう年だから」と口ぐせのように言っていたかたが、「私、去年よりも元気です」とおっしゃることは珍しくありません。健康診断の結果がよくなるかたも多く、とてもうれしく思っています。

骨粗鬆症を防ぐ効果が期待できる

身体に取り込める酸素量が増えると、お肌と同様に、骨の代謝も上がることが考えられます。「マウステーピングを行うようになったら、骨密度が上がりました」と患者さんから言われた時にはとても驚きましたが、「酸素が増えると身体の代謝が活発になる」ということを考えれば、起こりえることだといえます。逆に睡眠時無呼吸のかたや、在宅酸素療法を受けているかたは、血中酸素飽和度が下がっていて、男性でも骨密度が下がり、骨粗鬆症になりやすくなることが報告されています。

骨粗鬆症は、特に女性に起こりやすい病気ですが、男性にも起こります。更年期に備えて、口呼吸をしているかたは男女問わず、早いうちにマウステーピングを始めることをお勧めしています。

改善ケース69　骨密度、夜間頻尿：70代・女性

70代の女性は、腰が痛くて整形外科を受診したところ、骨密度が「治療の境界域」

改善ケース69の骨密度の変化

	椎骨正面	右大腿骨頸部	左大腿骨頸部	右大腿骨全体	左大腿骨全体
2022年5月	68%	69%	69%	66%	69%
2022年11月	67%	71%	69%	71%	71%
2023年5月	69%	72%	70%	70%	72%

上の数字は若年成人比較。70%以上が目標値

だったため、半年ごとに経過観察をすることになりました。このかたは、ちょうどこのタイミングでマウステーピングを始めました。すると、半年後に整形外科を受診したところ、まだ骨粗鬆症の治療を受けていないのに、骨密度が上がっていたのです。整形外科医はとても驚いていたそうです。その半年後に測った時にも骨密度がさらに上がっていて、患者さんはとても喜んでいました。

上の表が、このかたの骨密度のデータです。腰や大腿骨の５ヵ所のポイントで骨密度が測定されています。骨密度は「若年成人比較」が70%より低下すると、骨粗鬆症の治療が検討されます。このかたは２０２２年5月には「治療を始めるかどうかの境界域」でしたが、マウステーピングを始めて半年後の２０２２年11月の検査結果では骨密度が改善していました。さらに

その半年後の2023年5月には、ほとんどの測定ポイントが70％を超えていました。通常、骨密度は骨粗鬆症の治療をしていても、年齢が上がると下がってしまい、薬が増えるケースが多いのですが、このかたは「骨粗鬆症の治療なし」で骨密度が上がっていました。

更年期を過ぎると、女性は骨密度が下がってきます。これは「女性ホルモンが減るので、骨密度が下がる」からだと言われています。

ところが、この患者さんは70代です。この年代で、「女性ホルモンが増えて、骨密度が上がった」ということは考えられません。食事や運動は今までどおりだったそうで、ご本人は「考えられるのは、マウステーピングだけです」とおっしゃっていました。

改善ケース70　骨密度、睡眠障害：70代・女性

70代の女性は、数年前の健康診断で「骨密度の低下」を指摘され、すぐに整形外科で治療を受けるように言われました。ところが、整形外科からの薬を2週間だけ飲んで、治療をやめてしまったそうです。

このかたは、2年ほど前にマウステーピング始め、現在も続けています。最近、健康診断でまた骨密度を測ったところ、「正常値です。問題ありません」と言われたのだそうです。数年前には「治療が必要なほどの骨密度」だったのが、その後、治療をやめてしまったのに「正常値」に上がっていたことになります。このかたは、マウステーピングをするようになり、よく眠れるようになったとおっしゃっていたので、体内の低酸素状態が改善して代謝が上がり、骨密度に好影響があったのでしょう。

改善ケース71　骨粗鬆症、睡眠障害：70代・女性

このかたは、以前から骨粗鬆症の治療（注射と内服）を受けていました。2年ほど前からマウステーピングを続けていますが、最近になり担当医から「骨密度が上がっているので、飲み薬か注射のどちらかを中止しましょうか？」と言われたそうです。

骨粗鬆症の薬はだいぶ以前から使っていたので、もし薬の効果ならもっと早く骨密度が上がっていたのではないかと思われますが、最近になり、骨密度の改善がみられたとのことでした。

骨密度が下がると骨粗鬆症になり、これが進むと足のつけ根の骨折、大腿骨骨折を起こしやすくなります。大腿骨骨折は年間25万症例も起こっていると言われ、その後の生存率が下がることもわかってきています。骨粗鬆症は、痛みなどの自覚症状がなく進行してしまいます。マウステーピングで骨密度が上がったケースは、このほかにも数例ありました。寝ている間のマウステーピングで身体の低酸素状態が改善することで、骨の代謝が上がったのではないかと考えています。

10年以上、必要だったおなかの薬が不要になった

更年期に起こりやすい慢性上咽頭炎は、自律神経を乱して、過敏性腸症候群や潰瘍性大腸炎、機能性ディスペプシア（胃の痛みや胸焼け）、下痢や便秘などを起こすことがあります。口呼吸をすると、おなかの不調を起こすことがあるのです。

私の歯科医院では、２０１７年ごろから、患者さんにマウステーピングをお勧めしてきました。マウステーピングを行う患者さんが増えると、「おなかの調子が良くなった」「お通じが整った」と言う患者さんが目立ってきたので驚きました。私は、「マウステーピン

グにおなかの不調を整える効果がある」とは知らなかったので、その理由を調べました。すると、「慢性上咽頭炎があると、おなかの不調を起こす」ことがあるとわかったのです。慢性上咽頭炎は口呼吸から起こっていることが多いので、マウステーピングでのどの奥が乾燥しなくなることで、長年続いていたおなかの不調が良くなったのでしょう。

以前から気になっていたのが、女性の患者さんの中には、長年、おなかの薬や胃酸を抑える薬を飲んでいるかたが少なくないということでした。口呼吸や慢性上咽頭炎のことを知るまでは、「女性特有の症状なんだろう」としか考えていなかったのですが、マウステープで症状が良くなり、胃や腸の薬がいらなくなる患者さんが増えてくると、これは「女性特有」ではなく「口呼吸から起こっている慢性上咽頭炎が原因だった」ということにたどりついたのです。

また、逆流性食道炎は胃の中の胃酸が逆流して上がってきてしまう病気ですが、これのあるかたが口呼吸で寝ていると、胃酸が逆流して上咽頭を傷め、上咽頭の炎症をさらに進めてしまう可能性があります。

改善ケース72　くり返す下痢、便秘：70代・女性

70代の女性の患者さんは、更年期のころから「下痢と便秘」の薬を処方されていました。下痢と便秘が交互にやってくるので、それぞれの薬が必要だったのです。病院では特に病名を言われることはなく、ご自身も「体質的なもの」だと思っていたそうです。もちろん薬を出している医師もそう思っていたのだと思います。

このかたは口呼吸をしていたので、マウステーピングを行ってもらったところ、口の乾きだけでなく、おなかの調子も整い、薬を飲む必要がなくなりました。患者さんは「おなかの不調は体質」だと思っていたので、まさか「口にテープを貼って寝るだけで、おなかの調子が良くなって、薬がいらなくなるなんて」と、とても驚いていました。

改善ケース73　過敏性腸症候群：40代・女性

40代の女性の患者さんは、初診で歯の治療にいらした時に口呼吸をしていたので、すぐにマウステープをお勧めしました。歯の治療を続けて、2ヵ月ほどたった時に、患者さんから「マウステーピングを始めたら、おなかの調子が良くなったんです」と

言われました。このかたは、１年前から過敏性腸症候群で内科に通院を続けていたのですが、歯科治療にはこのことは関係ないと思い、問診表には書いてなかったのです。

内科からは整腸剤を出されていたそうですが、あまり良くなっていませんでした。それが、マウステーピングを行うようになったら、自然におなかの不調が治ったそうです。大体、２週間から2ヵ月ほどマウステーピングを続けていると、おなかの不調が整ってくるかたが多いようです。

第14章　PMS（月経前症候群）、生理痛の壁

9割以上の女性がＰＭＳを経験

月経前症候群：ＰＭＳとは、〝生理の始まる3日～10日前から起こる体の不調〟のことをいいます。症状の出方や種類はさまざまで、頭痛や肩こり、めまい、イライラ、不安、睡眠障害など、その種類は２００以上もあると言われています。

日本人女性のうち、何らかのＰＭＳの症状を感じたことがあるかたは9割以上もいて、そのうち20人に１人、約１８０万人に中等度から重度のＰＭＳの症状があると報告されています。ＰＭＳは女性ホルモンの変動やストレスなどが原因で起こると言われていますが、口呼吸対策のためにマウステーピングなどの上咽頭ケアを続けていたかたで、ＰＭＳや生理痛が楽になるケースがありました。

慢性上咽頭炎は、ホルモンのバランスを左右する脳の視床下部の働きを乱すことがあります。慢性上咽頭炎は口呼吸がきっかけで起こっていることが多いので、上咽頭ケアで慢性上咽頭炎が改善すると、視床下部の機能障害が改善され、ＰＭＳや生理痛が改善するのではないかと考えています。

改善ケース73　ぜんそく、口の乾き、頭痛、ＰＭＳ、生理痛：40代・女性

ぜんそくのあった40代の女性は、３つの圧痛点に痛みが確認されたので、上咽頭ケア（マウステーピングと鼻うがい）を始めてもらいました。すると、このかたのぜんそく発作は出なくなり、圧痛点の痛みもほとんどなくなりました。

それとともに、このかたは上咽頭ケアを続けているうちに、ＰＭＳや生理痛がとても楽になったことに気がつきました。上咽頭ケアを始める前は、生理前にはひどい頭痛やイライラがあり、生理痛もひどく、いつも鎮痛剤を飲んでいたそうです。それ以外の時にも頭痛などがあり、「身体に不調がないのは、1か月のうち3日くらいだった」と言っていました。それが、上咽頭ケアを続けることで身体に不調を感じることがほとんどなくなり、鎮痛剤も必要なくなったそうです。

改善ケース74　口呼吸、頭痛、非定型歯痛、肌荒れ、ＰＭＳ、生理痛：40代・女性

このかたは左側の歯に痛みがあり、３つの圧痛点も左側に圧痛が強くみられました。

以前から肌荒れもあったのでマウステーピングと鼻うがいをお勧めしました。このかたは、上咽頭ケアで歯の痛みと圧痛点の痛みが良くなっただけでなく、ＰＭＳと生理痛もとても楽になったそうです。

以前は、生理の1週間前になると、ひどい頭痛が始まり、毎日鎮痛剤を飲んでいたそうです。そして生理が始まると、頭痛に加えて生理痛もひどく、また鎮痛剤を服用し、それ以外の時にも鎮痛剤を飲むことが多かったそうです。ところが、上咽頭ケアを続けたところ、生理前の頭痛が起こらなくなり、生理痛も軽くなったので、鎮痛剤も飲まずにすんでいて、お肌の調子も良くなっています。

改善ケース75　口呼吸、非定型歯痛、掌蹠膿疱症、頭痛、肩こり、めまい、ＰＭＳ：50代・女性

このかたは以前から頭痛、肩こりがひどく、めまいを起こしがちで、コロナ渦が始まってからは、非定型歯痛や掌蹠膿疱症の症状も出てきました。3つの圧痛点に痛みがあったため、慢性上咽頭炎が関連していると考え、マウステーピング、鼻うがいに加えて、梅のエキスの洗浄液も使っていただきました。上咽頭ケアですべての症状が改善し、鎮痛剤を飲むこともなくなりましたが、調子が良くなってきて、梅のエキスの洗浄液を使わなくなったところ、また非定型歯痛と圧痛点の痛みが出てきてしまいました。再度、梅のエキスの洗浄液を再開していただくと症状は安定し、「鼻が通って、頭がすっきりする、呼吸が楽になる」という効果の他に、ＰＭＳの症状が楽になったとおっしゃっていました。梅のエキスの洗浄液をやっていた時にはＰＭＳの症状を感じなかったそうですが、中止していた時にはＰＭＳの症状が出ていて、その効果に気がついたそうです。

生理に伴って起こる痛み：生理痛は月経困難症とも言われ、日本人女性の９００万人に、日常生活に支障をきたすほどの生理痛があるそうです。ＰＭＳや生理痛があると、どうしてもイライラしがちになり、仕事に支障が出たり、ご家族とのトラブルにもつながったりすることもあるでしょう。ＰＭＳも生理痛も個人差が大きく、「体質だから症状が出ても仕方がない」ととらえられがちですが、口呼吸による慢性上咽頭炎や酸素不足などが、症状を悪化させている可能性もあるようです。

この３人の改善ケースでは、口呼吸から起こっている症状を改善するために上咽頭ケアをお勧めしましたが、結果的にＰＭＳや生理痛まで改善し、３人とも鎮痛剤を飲み続ける生活から解放されました。

日本人の10人に８人は自分では気がつかずに口呼吸をしています。口呼吸を改善する簡単なセルフケアで、ＰＭＳや生理痛の症状が改善する可能性があるのならば、毎日の生活も楽になるではないかと考えています。

推薦の言葉

著者の中島潤子先生は温かい人である。

彼女が院長の長野県松本市にあるなかじま歯科医院では、歯が良くなることはもちろん、更年期障害が治るという不思議なことが起こっている。中島潤子先生とは『世界一簡単な健康法〜マウステーピング』（幻冬舎）で共著させていただいた。

親しみを込めて潤子先生と呼ばせていただくが、潤子先生が更年期障害に関する本を出すという。しかも口呼吸に関係があるというから驚きつつも手に取った。紹介されている改善ケースの数々を読むと、多くの人が更年期障害によるか、それに類似するさまざまな症状で悩んでおり、それらが口呼吸障害という新たな視点を通して「救われた」とか「良くなったので担当医に驚かれた」と一様に喜びの声を上げている。

私も、口呼吸問題に取り組むようになって四半世紀になるが、口呼吸が体に与える悪影響にはいつも心を痛めている。実に多種多様な病気や症状が、口呼吸から生まれるのである。気管支ぜんそくやアトピー性皮膚炎などのアレルギー疾患、インフルエンザなどの上気道感染症、うつ病などのメンタル疾患、便秘や過敏性腸症候群などの胃腸疾患と、挙げていけばきりがない。それに更年期障害が加わるとしたら、口呼吸は実に恐ろしい病因である。

しかし、病名がついた時点で対症療法を施されることになり、原因である口呼吸の治療はなおざりにされてしまう。これでは、治るものも治らないのではないだろうか。

潤子先生は、「更年期には、1人ひとりドラマがある」と言う。体のあちこちにガタが来てしまうような年令になり、医療機関を受診したことがある人も多いだろう。そして各種検査で異常がないと「更年期」あるいは「メンタルの問題」と片づけられてしまうことがあり、そのようなグチを私も外来で多く聞く。

というのも、口呼吸は生活習慣であり、血液や画像検査で診断されることがないため、原因として見過ごされやすいのである。しかし、歯科医師であれば容易に口呼吸が診断できる。特に更年期の年代は、咽頭《いんとう》・口腔《こうくう》の筋力低下も起こるため、口唇閉鎖《こうしんへいさ》が難しくなり、ひいては口呼吸にも陥りやすい。さらにいびき、そして睡眠障害へつながることにより、多様な症状を招くこととなる。

歯科医院では、口腔機能低下への対応はもちろんのこと、口腔装置により睡眠障害にも対処できるため、男女問わず更年期障害様の愁訴を含む、種々の症状が治るのであろう。それに加えて、潤子先生は更年期障害を学ぶためにフェムテックの認定資格まで取ったという。ということは、「〝本当の更年期障害〟と〝口呼吸障害による更年期障害〟を見分けることができる歯科医師」という貴重な存在なのである。

本著は、口呼吸と更年期障害の関係に着目した希有な本である。歯科医ならではの観察眼で、誰も目をつけなかったところに光を当てて、具体的な対処を教えてくれる。きっと、「誰にも理解されなかった」「辛い思いをしてきた」「病気が多いことで不安ばかりだった」、そんなあなたに安心感をもたらすだろう。これは、温かい潤子先生だから書けた書籍である。

２０２４年10月

みらいクリニック院長・内科医　今井一彰

おわりに〜更年期の壁

「はじめに」でも書きましたが、この本は患者さんの言葉から生まれました。長年、口呼吸をしていた患者さんがマウステーピングを行うようになると、「よく眠れて、身体の疲れが取れました」「ずっと体調が悪かったのに、マウステーピングを行うようになったら、いろいろな不調が良くなりました」「今年の私は去年の私よりも元気です」と言う声が多かったのです。なかには「ずっと更年期障害のせいだと思って我慢していましたが、私の不調は口呼吸が原因だったんですね」とおっしゃるかたもいました。

こんな「口呼吸から来る不調を持つ患者さん」には共通していることがありました。いつも疲れていて、ちょっとイライラしやすくて。そしてご自分の不調はもう良くならない、とあきらめているのです。きっと体調を良くするためにいろいろ試してみたのでしょうが、「口呼吸が原因の不調」は「口呼吸の視点」から改善しないと良くならないのです。

マウステーピングのおかげで、短期間に患者さんがどんどん良くなる様子や、患者さんの人生が良いほうに変わっていく様子を見ていると、「きっと世の中には口呼吸をやめることで、身体の不調が良くなり、人生が変わるかたが多いだろうな」と思いました。

最初、患者さんがたは言っていました。「更年期だからしかたない」「ずっと調子が良くないのは体質だから変わらない」「いろいろな不調が出るのは年のせい」

そんな時、私は患者さんに「それは更年期や年のせいじゃなくて、口呼吸が原因ですから」とお話しします。実際に、マウステーピングなどのセルフケアを続けていると「人間ドックに行ったら、お医者さんから『去年よりだいぶ検査結果が良いんですが、何か特別なことをやっていますか？』と聞かれました」「以前より元気になって、人生が前向きに変わりました」などとおっしゃるかたがとても多いのです。

人生100年時代と言われるようになりました。せっかく長生きするのなら、元気に健康に長生きをして、楽しい人生を送りたいものです。

この本の中でくり返しご紹介しているのは「口呼吸を鼻呼吸にしましょう」という、とても簡単で当たり前のことです。ところが、無意識に口呼吸をしてしまうかたは多く、コロナ禍以降、口呼吸をするかたがかなり増えてきています。

口呼吸を鼻呼吸に変えていくのは、どれも簡単なセルフケアばかりです。毎月高いサプリメントを飲むことを考えれば、お金もかからないし、そのうえ、薬と違ってどなたにでも同じような効果が出るのです。

更年期障害は「性ホルモンの減少」「メンタルの問題」で起こると言われていますが、そこにもう一つ「口呼吸の視点」を入れていただくと、症状が良くなるかたはきっと増えるのではないかと考えています。

この本をお読みのあなたがもうすでに更年期の症状が出ていて、病院の治療でもあまり良くならなかったり、メンタルの問題だと言われたり、そして治療をあきらめたりしていたら、どうか一度「口呼吸の視点」からお身体を見つめなおしてください。この本で紹介している簡単なセルフケアが、あなたの不調改善のきっかけになるかもしれません。

この本を執筆するのにあたり、多くの貴重なご助言をいただきました福岡市・みらいクリニックの今井一彰先生に感謝を申し上げます。そして「更年期障害の本を書いて、より健康になる人を増やしたい」という私の願いを後押ししてくださった佐藤綾子先生と、辛抱強く、一緒に本を作ってくださった三和書籍の小川潤二さんに感謝いたします。

最後に、私を健康に生んでくれ、歯科医師という職業に就かせてくれ、多くの患者さんのお役に立てる人生を歩ませてくれた両親に感謝いたします。両親は昭和４年生まれ、苦労して育ててくれた恩に報えるように、これからも少しでも社会のためになるように働いていきたいと思います。

2024年11月　著者記す

参考文献

第1章
「更年期症状・障害に関する意識調査」基本集計結果（2022年7月26日）厚生労働省

日本産婦人科医学会　月経周期と女性ホルモンのメカニズム

日本内分泌学会　　男性更年期障害（加齢性腺機能低下症、LOH症候群）（2022）

更年期障害 高松潔 日経メディカル　外来診療クイックリファレンス（2020年）

第2章
Allen R: The health benefits of nose breathing. Nursing in general practice. 2015.1:40-42.

Louis J. Ignarro: Nitric oxide: A unique endogenous signaling molecule in vascular biology. Nobel Lecture, December 8, 1999

Louis J. Ignarro: Role of Nitric Oxide as a Signaling Molecule in the Cardiovascular System. Japan Circulation Society (日本循環器学会)

Kazuaki Imai et al.: Epipharyngeal Abrasive Therapy (EAT) Has Potential as a Novel Method for Long COVID Treatment. Viruses 2022.14(5), 907.

第3章
笹野寛 他：呼吸性洞性不整脈に及ぼす低酸素血症の影響：人工呼吸 24巻2号 134-139

Brina D. Snyder et al.: Cerebral Hypoxia: Its Role in Age-related Chronic and Acute Cognitive Dysfunction. Anesth Analg. 2021 Jun 1; 132(6): 1502–1513.

睡眠とアルツハイマー病 — アミロイドβ蓄積の観点から —

参考文献

岡田 瑞恵、他 名古屋文理大学紀要 第 23 号（2023 年）81-88.

日本病巣疾患研究会 ホームページ

堀田 修　他　上咽頭擦過療法（EAT）の臨床効果から見える慢性上咽頭炎が関連する多彩な病態　日本医事新報　No.5007 (2020 年 04 月 11 日)

中島潤子　nico クインテッセンス出版　2024　２月号 P6-7

第４章
Noriko Takeuchi et al.: Oral Factors as Predictors of Frailty in Community-Dwelling Older People: A Prospective Cohort Study. Int J Environ Res Public Health. 2022 Feb; 19(3): 1145.

今井一彰、中島潤子　世界一簡単な驚きの健康法　マウステーピング　幻冬舎、2021

今井一彰、岡崎良秀　あいうべ体操　舌を鍛えれば病気にならない　三笠書房

Ramalingam S. et al.: A pilot, open labelled, randomised controlled trial of hypertonic saline nasal irrigation and gargling for the common cold. Sci Rep. 2019 Jan 31;9(1):1015.

Baxter AL. et al. Rapid initiation of nasal saline irrigation to reduce severity in high-risk COVID+ outpatients. Ear, nose & throat journal. 2024 103;30S-39S.

第６章
内山真　睡眠の問題と睡眠習慣に関する研究　厚生労働科学研究費補助金　研究報告書　P58-76

日本排尿機能学会　夜間頻尿診療ガイドライン（第２版）

Yi-Chieh Lee et al.: The Impact of Mouth-Taping in Mouth-Breathers with Mild Obstructive Sleep Apnea: A Preliminary Study. Healthcare

(Basel). 2022 Sep; 10(9): 1755.

Yi-Han Jhuang et al.: Association of Obstructive Sleep Apnea with the Risk of Male Infertility in Taiwan. JAMA Netw Open. 2021 Jan; 4(1): e2031846

Gaurie Palnitkar et al.: Linking sleep disturbance to idiopathic male infertility. Sleep Med Rev. 2018: 42:149-159.
Yasuhiro Shinmei et al.: Continuous Intraocular Pressure Monitoring During Nocturnal Sleep in Patients With Obstructive Sleep Apnea Syndrome. Investigative Ophthalmology & Visual Science May 2016, Vol.57, 2824-2830.

第７章
Y Izuhara et al.: Mouth Breathing, another Risk Factor for Asthma: the Nagahama Study. Allergy. 2016 Jul;71(7):1031-6.
竹下修治　他　喘息患者にみられる冷気吸入現象の発現機序に関する検討　日気食会報　1984.35(3) 233-240

第８章
大野芳裕　慢性上咽頭炎に対する上咽頭擦過療法の治療効果
日咽科 2019: 32(1): 33-39

第９章
Keisuke Onuki et al.: Nocturnal Intermittent Hypoxia and the Risk of Cardiovascular Disease among Japanese populations: the Circulatory Risk in Communities Study (CIRCS). J Atheroscler Thromb. 2023 Sep 1;30(9):1276-1287.

Kevin J. Reichmuth et al.: Association of Sleep Apnea and Type II Diabetes. Am J Respir Crit Care Med. 2005 Dec 15; 172(12): 1590–1595.

Wael K Al-Delaimy et al.: Snoring as a risk factor for type II diabetes mellitus: a prospective study. Am J Epidemiol. 2002 Mar 1;155(5):387-93.

第 11 章
熊井琢美　慢性上咽頭炎およびその関連疾患の病態　口咽科
2021:34(2):157-161

第 12 章
中島潤子　nico クインテッセンス社　2023 第 12 回　P6-7

第 13 章
Yu-Li Chen et al.: Obstructive sleep apnea and risk of osteoporosis: a population-based cohort study in Taiwan. J Clin Endocrinol Metab. 2014 Jul;99(7):2441-7.

曾根三千彦　GERD と耳鼻咽喉科疾患―中耳にまで達する十二指腸胃液逆流―　日耳鼻 １１４：１１４－１２０，２０１１

中島潤子（なかじま・じゅんこ）

長野県出身。1987年、松本歯科大学卒業。同大学口腔外科学第一講座入局。陸上自衛隊歯科医官（3等陸佐）を経て、平成15年なかじま歯科医院を開業。歯学博士、経営学修士（MBA、マサチューセッツ大学）、ケアマネージャー。息育指導士。認定フェムテックシニアエキスパート（日本フェムテック協会）。日本法歯科医学会評議員。著書に、『世界一簡単な驚きの健康法マウステーピング』（幻冬舎、あいうべ協会編、今井一彰・内科医と共著）、『女性歯科医師29人の診療と横顔』（日本歯科新聞社、同社編、共著）がある。

監修：今井一彰（いまい・かずあき）

鹿児島県出身。1995年、山口大学医学部卒業。2006年、福岡市に「みらいクリニック」を開業。体の使い方を変えて病気を治す、薬をへらすといった独自の視点からの医療を模索し、日本初の靴下外来を開設するなど、ユニークな取り組みを続けている。口呼吸を鼻呼吸に変えていく口の体操「あいうべ体操」の考案者。著書多数。

更年期の壁
～あなたの不調は口呼吸が原因かも!?

2024年　11月26日　第1版第1刷発行　著　者　中　島　潤　子

発行者　髙　橋　考
発行所　三　和　書　籍
〒112-0013　東京都文京区音羽2-2-2
TEL 03-5395-4630　FAX 03-5395-4632
sanwa@sanwa-co.com
https://www.sanwa-co.com

印刷所／製本　中央精版印刷株式会社

ISBN978-4-86251-533-9 C0077